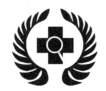

全国高职高专医药院校药学及医学检验
技术专业工学结合"十二五"规划教材

**供药学、药物制剂技术、化学制药、生物制药技术、
中药学等专业使用**

药物分析
实训指导

主　编　彭　颐　张　华　裘兰兰
副主编　胡柏林　徐　宁　王文渊
编　著　（以姓氏笔画为序）
王文渊　（永州职业技术学院）
王凤秋　（辽宁卫生职业技术学院）
王　烽　（鄂州职业大学医学院）
李娅玲　（鹤壁职业技术学院）
张　华　（山东万杰医学院）
胡柏林　（湖北职业技术学院医学院）
徐　宁　（安庆医药高等专科学校）
黄　平　（安徽医学高等专科学校）
彭　颐　（湖北职业技术学院医学院）
程　艳　（邢台医学高等专科学校）
裘兰兰　（盐城卫生职业技术学院）

华中科技大学出版社
http://www.hustp.com
中国·武汉

内 容 简 介

本书是全国高职高专医药院校药学及医学检验技术专业工学结合"十二五"规划教材。

本书共分二十六个实训和五个附录：实训包括药物的基本知识、药物分析实验基本要求及注意事项、药物分析实验误差及数据处理、药物的鉴别、药物的杂质检查、药物的含量测定、药物制剂检查、综合实训；附录包括原始记录单、药品检验报告样表、试液和滴定液的配制与标定、实训考核标准等内容。

本书适合高职高专医药院校药学及医学检验技术专业学生使用，亦可作为相关行业技术人员的参考用书。

图书在版编目(CIP)数据

药物分析实训指导/彭颐　张华　裘兰兰　主编.—武汉:华中科技大学出版社,2013.2（2022.8重印）
ISBN 978-7-5609-8555-8

Ⅰ.生…　Ⅱ.①彭…　②张…　③裘…　Ⅲ.药物分析-高等职业教育-教材　Ⅳ.R917

中国版本图书馆 CIP 数据核字(2012)第 290710 号

药物分析实训指导　　　　　　　　　　　　　　彭颐　张华　裘兰兰　主编

策划编辑：居　颖
责任编辑：孙基寿
封面设计：范翠璇
责任校对：周　娟
责任监印：周治超
出版发行：华中科技大学出版社（中国·武汉）　　　电话：(027)81321913
　　　　　武汉市东湖新技术开发区华工科技园　　　邮编：430223
录　　排：华中科技大学惠友文印中心
印　　刷：广东虎彩云印刷有限公司
开　　本：787mm×1092mm　1/16
印　　张：10.5
字　　数：256 千字
版　　次：2022 年 8 月第 1 版第 6 次印刷
定　　价：38.00 元

全国高职高专医药院校药学及医学检验技术专业工学结合"十二五"规划教材

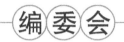

编委会

总序

ZONGXU

高职高专药学及医学检验技术等专业是以贯彻执行国家教育、卫生工作方针,坚持以服务为宗旨、以就业为导向的原则,培养热爱祖国、拥护党的基本路线,德、智、体、美等全面发展,具有良好的职业素质和文化修养,面向医药卫生行业,从事药品调剂、药品生产及使用、药品检验、药品营销及医学检验等岗位的高素质技能型人才为人才培养目标的教育体系。教育部《关于推进高等职业教育改革创新,引领职业教育科学发展的若干意见》(教职成〔2011〕12 号)明确提出要推动体制机制创新,深化校企合作、工学结合,进一步促进高等职业学校办出特色,全面提高高等职业教育质量,提升其服务经济社会发展能力。文件中的这项规划,为高职高专教育以及人才的培养指出了方向。

教材是教学的依托,在教学过程中和人才培养上具有举足轻重的作用,但是现有的各种高职高专药学及医学检验技术等专业的教材主要存在以下几种问题:①本科教材的压缩版,偏重于基础理论,实践性内容严重不足,不符合高等卫生职业教育的教学实际,极大影响了高职高专院校培养应用型人才目标的实现;②教材内容过于陈旧,缺乏创新,未能体现最新的教学理念;③教材内容与实践联系不够,缺乏职业特点;④教材内容与执业资格考试衔接不紧密,直接影响教育目标的实现;⑤教材版式设计呆板,无法引起学生学习兴趣。因此,新一轮教材建设迫在眉睫。

为了更好地适应高等卫生职业教育的教学发展和需求,体现国家对高等卫生职业教育的最新教学要求,突出高职高专教育的特色,华中科技大学出版社在认真、广泛调研的基础上,在教育部高职高专相关医学类专业教学指导委员会专家的指导下,组织了全国 60 多所设置有药学及医学检验技术等专业的高职高专医药院校近 350 位老师编写了这套以工作过程为导向的全国高职高专医药院校药学及医学检验技术专业工学结合"十二五"规划教材。教材编写过程中,全体主编和参编人员进行了认真的研讨和细致的分工,在教材编写体例和内容上均有所创新,各主编单位高度重视并有力配合教材编写工作,编辑和主审专家严谨和忘我的工作,确保了本套教材的编写质量。

本套教材充分体现新教学计划的特色,强调以就业为导向、以能力为本位、以岗位需求为标准的原则,按照技能型、服务型高素质劳动者的培养目标,坚持"五性"(思想性、科学性、先进性、启发性、适用性),强调"三基"(基本理论、基本知识、基本技能),力求符合高职高专学生的认知水平和心理特点,符合社会对高职高专药学及医学检验技术等专业人才的需求特点,适应岗位对相关专业人才知识、能力和素质的需要。本套教材的编写原则和主要特点如下。

(1) 严格按照新专业目录、新教学计划和新教学大纲的要求编写,教材内容的深度和广度严格控制在高职高专教学要求的范畴,具有鲜明的高职高专特色。

（2）体现"工学结合"的人才培养模式和"基于工作过程"的课程模式。

（3）符合高职高专医药院校药学及医学检验技术专业的教学实际，注重针对性、适用性以及实用性。

（4）以"必需、够用"为原则，简化基础理论，侧重临床实践与应用。

（5）基础课程注重联系后续课程的相关内容，专业课程注重满足执业资格标准和相关工作岗位需求。

（6）探索案例式教学方法，倡导主动学习。

这套教材编写理念新，内容实用，符合教学实际，注重整体，重点突出，编排新颖，适合于高职高专医药院校药学及医学检验技术等专业的学生使用。这套规划教材得到了各院校的大力支持和高度关注，它将为新时期高等卫生职业教育的发展作出贡献。我们衷心希望这套教材能在相关课程的教学中发挥积极的作用，并得到读者们的喜爱。我们也相信这套教材在使用过程中，通过教学实践的检验和实际问题的解决，能不断得到改进、完善。

全国高职高专医药院校药学及医学检验技术专业工学结合"十二五"规划教材

编写委员会

前言

QIANYAN

药物分析是一门综合性的应用学科。药物分析实验是药物分析课程的重要组成部分，是理论联系实际的重要环节。本书注重实用性，以就业为导向，围绕技术应用型人才的培养目标，强调与实际工作相联系，突出药学专业职业化的特点，充分体现理论与实践的结合，知识传授与能力、素质培养的结合。通过药物分析实验，要求学生扎实、系统地学习中国药典常用分析方法的基本原理和实验技术，熟练地掌握药物分析中包括样品处理、药物鉴别、杂质检查和含量测定等各项实验技能以及常用分析仪器的正确使用方法，培养学生严谨的科学态度和独立的药物分析能力，从而能熟练地借助药典完成药品质量检验工作。

本书主要依据《中国药典(2010 年版)》所收载的内容，从中选出较为典型的药物，涉及容量分析法、紫外分光光度法、红外分光光度法、薄层色谱法、气相色谱法、高效液相色谱法等多种分析方法。

本书共分二十六个实训和五个附录：实训包括药物的基本知识、药物分析实验基本要求及注意事项、药物分析实验误差及数据处理、药物的鉴别、药物的杂质检查、药物的含量测定、药物制剂检查、综合实训；附录包括原始记录单、药品检验报告样表、试液和滴定液的配制与标定、实训考核标准等内容。

由于编者水平有限，书中难免有不妥之处，敬请读者批评指正。

编　者

目录

MULU

第一章 绪 论

药品是用于诊断、预防、治疗疾病,增强体质的一种特殊商品,药品质量的好坏直接关系到用药的安全、有效,关系到人的健康与生命安全。为了确保用药的安全、有效、合理,必须从药品的研制、生产、供应和使用等过程全面控制药品质量。因此,从事药物分析的专业人员不仅要掌握药物分析的基本理论、基本知识,还要有扎实的操作技能、实事求是的科学态度和优良的科学作风,这样才能正确地分析药品质量,并对被分析的药品作出合理、公正和客观的评价。所以药物分析实验课是药物分析课程教学中不可缺少的组成部分,是整个药学教学中的一个重要环节。

"药物分析实训指导"课程旨在培养学生的实际动手能力、书面表达能力以及科学思维能力,培养学生严肃认真、实事求是的科学态度,培养学生独立开展药物分析工作的能力。通过"药物分析实训指导"课程的教学,要求学生认真验证理论课讲授的相关药物分析理论,熟悉中国药典常用的分析方法和实验技术的基本理论,正确地掌握各种分析方法的操作技术,熟悉常用分析仪器的正确使用方法,初步具备独立开展药物分析工作的能力。

第一节 药物分析实验基本要求

扎实的基本操作技能是进行药品质量控制工作与科学研究的基本条件,学生在实验过程中应该仔细、认真,勤动手,勤思考。为了达到实训课的目的,学生必须做到以下要求。

一、实验前

课前要做好预习,明确本次实验的目的、原理和操作要领,熟悉实验内容和主要步骤,结合理论知识,推导实验中涉及的计算公式。尽量找出实验可能的误差来源及消除方法,预估试验中可能发生的问题及处理方法。

二、实验中

(1) 进入实验室,应穿白色工作服,不得将与实验无关的任何物品带入实验室。

(2) 实验时要确保安全。使用水、电、煤气及易燃、有毒、腐蚀性试剂时应特别小心。时刻注意防火、防爆。发现事故苗头或发生事故时应及时报告,不懂时千万不要擅自处理。

(3) 自觉遵守实验室的有关规章、制度。

(4) 严格按实验规程操作,虚心接受老师的指导,认真练习操作技术,细心观察实验现象,如实记录原始数据,出现问题时及时咨询带教老师。

（5）经常保持实验室的整洁、安静。注意实验台面的整洁，仪器放置须有次序。

（6）爱护仪器，小心使用，破损仪器应及时登记报损、补领。使用精密仪器时，需经教师同意，用毕登记签名。未经允许不得擅自动用实验室任何物品。

（7）爱护公物，节约水电、药品和试剂。可回收利用的废溶剂应回收至指定的容器中，不可任意弃去。腐蚀性残液应倒入废液缸，切勿倒进水槽，以免腐蚀下水道。

（8）实验过程中注意避免试剂及药品的污染。取用时仔细观察标签，取出的试剂与药品不要再倒回原瓶，取用完毕应随手加盖，不要盖错瓶盖。当操作不当，发生试剂或药品污染时，应按规定及时处理，并立即报告老师。

（9）原始记录要当堂交给老师签名后才能带回，然后书写实验报告。

（10）实验课不得旷课，实验期间不得擅自离开实验室；做讲义（指导）内容以外的实验必须经老师批准。

三、实验后

（1）实验完毕后立即进行清理，洗涤用过的试管等仪器并放回原处，检查常备仪器是否齐全。将试剂放回原来的位置。

（2）各种精密仪器，使用完后要将仪器各旋钮恢复至原来的位置，在仪器使用记录本上签名并记录仪器状态。

（3）实验台面要擦拭干净，值日生还应负责整理公共试剂台，打扫地面卫生，清除废液缸中的污物，并检查水、电、门窗等安全事宜。

（4）认真总结实验结果，按指定格式完成实验报告，并按规定时间上交实验报告。

第二节　实验室安全守则

在药物分析实验中要频繁使用水、电、煤气，经常使用腐蚀性、易燃、易爆或有毒的化学试剂，大量使用易损的玻璃仪器，常常使用电子仪器，有时还会使用高压气体钢瓶。为确保实验的正常进行，保证实验人员的人身安全，在实验过程中，必须严格遵守以下实验室安全守则。

（1）进入实验室，应穿实验服，戴实验帽，进行具有一定危险性的实验时，应穿防护衣服。

（2）严禁在实验室内饮食、吸烟；严禁将饮用水、食物带入实验室放置。

（3）使用乙醚、丙酮、苯、四氯化碳、三氯甲烷等易燃易爆有机溶剂时要远离火焰和热源，相关操作要在通风橱内进行。有机溶剂使用完后要将瓶子塞严放在阴凉处保存。低沸点的有机溶剂不能直接在火焰上或热源（煤气灯或电炉上）上加热，应使用水浴。

（4）万一着火，应根据情况采取适当措施灭火，选用水、沙、泡沫、二氧化碳或四氯化碳灭火器灭火。例如，乙醇及其他可溶于水的液体着火时，可用水灭火；汽油、乙醚等有机溶剂着火时，用砂土扑灭而绝不能用水；导线或电器着火时不能用水及二氧化碳灭火，而应首先切断电源，用四氯化碳灭火器灭火。

（5）使用浓酸、浓碱及其他具有强烈腐蚀性的试剂时，应特别注意，切勿溅到皮肤或衣服上，眼睛更应注意保护。使用浓硝酸、盐酸、硫酸、高氯酸、氨水等时，均应在通风橱内操作。如不小心溅到皮肤上,先用抹布擦去,再立即用水冲洗,然后用5％碳酸氢钠(酸腐蚀时采用)或5％硼酸溶液(碱腐蚀时采用)冲洗,最后用水冲洗。溴灼伤时,应立即用石油醚或苯洗去溴液,或先以水冲洗,再用稀碳酸氢钠或硼酸溶液冲洗;或用25％氨溶液-松节油-95％乙醇(1∶1∶10)的混合液涂敷处理。

(6)氰化钾、三氧化二砷、升汞、黄磷或白磷皆为剧毒物,应严格按照剧毒物有关规定贮存、取用,切勿误入口中,使用后及时洗手。如金属汞落入地面,应以硫黄粉覆盖。

(7)爆炸性物质、氧化性物质,必须远离明火与热源,存放取用时,不得受热、摩擦、撞击。热、浓的高氯酸遇有机物常发生爆炸,如果试样为有机物,应先用浓硝酸加热,使之与有机物发生反应,有机物被破坏后,再加入高氯酸。某些氧化剂(如氯酸钾、硝酸钾、高锰酸钾等)或其混合物不能研磨,否则将引起爆炸。

(8)钢瓶应存放在阴凉、干燥、远离热源的地方;可燃性气瓶应与氧气瓶分开存放;搬运钢瓶时要小心轻放,钢瓶帽要旋上;使用时应装减压阀和压力表;不要让油或易燃有机物沾染气瓶上(特别是沾在气瓶出口和压力表上);开启总阀门时,不要将头或身体正对总阀门,防止万一阀门或压力表冲出伤人;不可把气瓶内气体用光,以防重新充气时发生危险;使用中的气瓶应每三年检查一次,装腐蚀性气体的钢瓶每两年检查一次,不合格的气瓶不可继续使用。

(9)注意用电安全。实验前应检查电线、电器设备有无损坏,绝缘是否良好,认真阅读使用说明书,明确使用方法。实验完后,要切断电源。在电器仪表使用过程中,如发现有不正常声响或嗅到绝缘漆过热产生的焦味,应立即切断电源,并报告教师进行检查。

(10)使用玻璃仪器时应注意轻拿轻放,以免破损造成伤害,如发现割伤,应立即取出伤口中的残余玻璃屑,用蒸馏水洗净,涂上碘酒或其他消毒液,必要时送医院治疗。

(11)进行仪器分析实验时,应在阅读仪器操作规程或老师讲解后再动手操作,不得随便拨弄仪器,以免损坏或发生事故。使用时严格遵守操作规程。仪器使用完毕后,将仪器归位,关闭电源。

 第三节 原始记录与实验报告的书写

一、实验报告的书写方法

1. 性状

(1)外观性状,在"标准规定"下,按质量标准内容书写。"检验结果"下:合格的写"符合规定",必要时,可按实况描述;不合格的,应先写出不符合标准规定之处,再加写"不符合规定"。

(2)熔点、比旋度或吸收系数等物理常数,在"标准规定"下,按质量标准内容书写。在"检验结果"下写实测数据,不合格的应在数据之后加写"不符合规定"。

2. 鉴别

将质量标准中鉴别项下的实验序号列在"检验项目"栏下。每一序号之后应加注检验方法简称,如化学反应、薄层色谱、高效液相色谱等。

(1) 凡属显色反应或沉淀反应的,在"标准规定"下写"应呈正反应";"检验结果"下根据实际反应情况写"呈正反应"或"不呈正反应,不符合规定"。

(2) 若鉴别实验采用分光光度法或薄层色谱法,在"标准规定"下按质量标准内容,用简洁的文字书写;"检验结果"下列出具体数据,或写"与对照图谱一致(或不一致)"或"与对照品相同(或不同)"。

3. 检查

(1) pH 值、水分、干燥失重、炽灼残渣或相对密度 若质量标准中有明确的数值要求,应在"标准规定"下写出。在"检验结果"下写实测数值(但炽灼残渣小于 0.1% 时,写"符合规定");实测数值超过规定范围时,应在数值之后加写"不符合规定"。

(2) 有关物质、硫酸盐、铁盐、重金属、砷盐、铵盐、氯化物、碘化物、可见异物、澄清度、溶液颜色、酸碱度、易炭化物、重量差异、崩解时限、含量均匀度、不溶性微粒、热原、异常毒性、降压物质、过敏实验或无菌 若质量标准中有明确的数值要求,应在"标准规定"下写出;但以文字说明为主,且不宜用数字或简单的语言确切表达的,此项可写"应符合规定"。在"检验结果"下如有测定值,写实测数据,数据不符合标准规定时,应在数据之后加写"不符合规定",如仅为限度,则写"符合规定"或"不符合规定"。文字叙述不得夹入数学符号,如"不得过……"不能写成"≤……","百万分之十"不能写成"10 ppm"。

(3) 溶出度或释放度 在"标准规定"下写出具体限度,如限度(Q)为标示含量的××%)或"不得低于标示含量的××%"。检验合格的,在"检验结果"下写"符合规定";检验不合格的,应列出具体测定数据,并加写"不符合规定"。

(4) 微生物限度 检验合格的,在"标准规定"下写"应符合规定",在"检验结果"下写"符合规定";检验不合格的,在"标准规定"与"检验结果"下均应写具体。

4. 含量测定

在"标准规定"下,按质量标准的内容和格式书写;在"检验结果"下写出相应的实测数值,数值的有效位数应与质量标准中的要求一致。

5. 结论

(1) 全检合格,结论写"本品按×××检验,结果符合规定"。

(2) 全检中只要有一项不符合规定,即判为不符合规定,结论写"本品按×××检验,结果不符合规定"。

(3) 如非全项检验,合格的写"本品按×××检验上述项目,结果符合规定",如有一项不合格,则写"本品按×××检验上述项目,结果不符合规定"。

6. 签名

检验者、校核者和各级审核者均应在检验卡(或报告书底稿)上签名,填上经办日期(表1-1)。

二、检验记录书写的基本要求

(1) 原始检验记录应采用统一印制的活页记录纸和各类专用检验记录表格,并用蓝黑墨水或碳素墨水书写。凡用微机打印的数据与图谱,应剪贴于记录上的适宜处,并有操作者签名。

表 1-1 药品检验报告书写的参考格式

报告书编号：　　　　　　　　　　　　　　样品编号：

样品名称		规格	
批号		剂型	
生产单位或产地		包装	
供样单位		有效期至	
检验目的		签封数量	
检验项目		收检日期	
样品数量		报告日期	
检验依据			

检验项目	标准规定	检验结果
[性状]	本品为白色结晶性粉末；无臭，无味或几乎无味	为白色结晶性粉末；无臭，无味
[鉴别]		
鉴别试验(1)	应呈正反应	呈正反应
鉴别试验(2)	应呈正反应	呈正反应
[检查]		
酸碱度	应符合规定	符合规定
溶液的澄清度	应符合规定	符合规定
硫酸盐	应符合规定	符合规定
铁盐	应符合规定	符合规定
干燥失重	不得过×.×%	×.×%,符合规定
重金属	应符合规定	符合规定
砷盐	应符合规定	符合规定
[含量测定]	本品按干燥品计算含××不得少于×.×%	××.×%

检验结论	本品按××××标准检验,结果符合规定		
检验人		复核人		负责人	

共　页　第　页

（2）检验人员在检验前，应注意检品标签与所填检验记录的内容是否相符。

（3）检验记录中应写明检验依据。

（4）检验过程中，可按检验顺序依次记录各检验项目，内容包括：项目名称、检验日期、操作方法、实验条件（如实验温度、仪器名称型号和校正情况等）、观察到的现象（不要照抄标准，要简要记录检验过程中观察到的真实情况；遇有反常的现象，则应详细记录，并鲜明标出，以便进一步研究）、实验数据、计算和结果判断等，均应及时、完整地记录，严禁事后补记或转抄。如发现记录有误,可用单线划去并保持原有的字迹可辨,不得擦抹涂改;并应在修改处签名或盖章,以示负责。检验或实验结果无论成败(包括必要的复试),均应详细记录、保存。对废弃的数据或失败的实验,应及时分析可能的原因,并在原始记录上注明。

(5)检验过程中使用的标准品或对照品,应记录其来源、批号,使用前的处理;用于含量或效价测定的,应注明其含量或效价及干燥失重或水分。

(6)每个检验项目均应写明标准中规定的限度或范围,根据检验结果作出单项结论(符合规定或不符合规定)并签署检验者的姓名。

(7)复核后的记录,属复核错误的,复核人要负责;属检验人错误的,复核人无责任。

(8)编号。

(9)保存。质量检验记录应保存至药品有效期满后一年,无有效期的应保存三年。质量检验记录保存期满一个月,应先填写"检验记录处理",交质量管理部门负责人并按其签署的意见妥善处理。

三、对每个检验项目记录的要求

1. 性状

(1)外观性状　原料药,应根据检验中观察到的情况如实描述药品的外观,不可照抄标准上的规定。标准中的臭、味和引湿性(或风化性)等,一般可不予记录,但遇异常情况,应详细描述。制剂,应描述供试品的颜色和外形,例如,本品为白色片,本品为糖衣片。外观符合规定的,也应作出记录,不可只记录为"符合规定"。

(2)溶解度　一般不作为必须检验的项目;但遇有异常需要进行此项检查时,应详细记录供试品的称量、溶剂及其用量、温度和溶解时的情况等。

(3)相对密度　记录采用的方法(比重瓶法或韦氏比重秤法),测定时的温度、测定值或各项称量数据、计算式与结果。

(4)旋光度　记录仪器型号、测定时的温度、供试品的称量及其干燥失重或水分、供试液的配制、旋光管的长度和供试液旋光度的测定值各三次的读数、平均值以及比旋度的计算式。

(5)折光率　记录仪器型号、温度、校正用物、三次测定值,取平均值报告。

(6)吸收系数　记录仪器型号与狭缝宽度、供试品的称量(平行试验2份)及其干燥失重或水分、溶剂名称与检查结果、供试液的溶解稀释过程、测定波长与吸光度值,以及计算式与结果。

(7)酸值(皂化值、羟值或碘值)记录供试品的称量(除酸值外,均应做平行试验2份),各种滴定液的名称及其浓度(mol/L)、消耗滴定液的体积、空白值,计算式与结果。

2. 鉴别

(1)呈色反应或沉淀反应　记录简要的操作过程、供试品的取用量、所加试剂的名称与用量、反应结果(包括生成物的颜色,气体的产生或异臭、沉淀物的颜色或沉淀物的溶解等)采用中国药典附录中未收载的试液时,应记录其配制方法与出处。

(2)薄层色谱　记录室温及湿度、薄层板所用的吸附剂、供试品的预处理、供试液与对照液的配制及其点样量、展开剂、展开距离、显色剂、色谱示意图,必要时,计算比移值。

（3）气（液）相色谱 如引用检查或含量测定项下所得的色谱数据，记录可以简略；但应注明检查（或含量测定）项记录的页码。

（4）紫外-可见吸收光谱特征 同"1.性状"中的"（6）吸收系数"项下的要求。

（5）红外光吸收图谱 记录仪器型号、环境温度与湿度，供试品的预处理和试样的制备方法，对照图谱的来源（或对照品的图谱）并附供试品的红外光吸收图谱。

3. 检查

（1）pH 值（包括原料药与制剂采用 pH 值检查的"酸度、碱度或酸碱度"） 记录仪器型号、室温、定位用标准缓冲液的名称、校准用标准缓冲液的名称及其校准结果、供试液的制备、测定结果。

（2）溶液的澄清度与颜色 记录供试溶液的制备、浊度标准液的级号、标准比色液的色调与色号或所用分光光度计的型号和测定波长、比较测定结果。

（3）氯化物（或硫酸盐） 记录标准溶液的浓度和用量、供试品溶液的制备、检查结果。必要时记录供试品溶液的前处理方法。

（4）干燥失重 记录分析天平的型号、干燥条件（包括温度、真空度、干燥剂名称、干燥时间）、各次称量（失重为 1％以上者应做平行试验 2 份）及其恒重数据（包括空称量瓶重及其恒重值、取样量、干燥后的恒重值）、计算式。

（5）水分（费休氏法） 记录实验室的湿度、供试品的称量（平行试验 3 份）、消耗费休氏液的体积、费休氏液标定的原始数据（平行试验 3 份）、计算式与结果。

（6）重金属（或铁盐） 记录采用的方法、供试液的制备、标准溶液的浓度和用量、检查结果。

（7）砷盐（或硫化物） 记录采用的方法、供试液的制备、标准溶液的浓度和用量、检查结果。

4. 含量测定

（1）容量分析方法 记录供试品的称量（平行试验 2 份）、简要的操作过程、指示剂的名称、滴定液的名称及其浓度、消耗滴定液的体积、空白试验的数据、计算式与结果。电位滴定法应记录采用的电极，非水滴定法要记录室温。做原料药的含量测定时，所用滴定管与移液管均应记录其校正值。

（2）紫外-可见分光光度法 记录仪器型号、检查溶剂是否符合要求、比色皿的配对情况、供试品与对照液的称量（平行试验各 2 份）及其溶解和稀释情况，核对供试品溶液的最大吸收峰波长是否正确，狭缝宽度、测定波长及其吸光度值、计算式及结果。

（3）气相色谱法 记录仪器型号、检测器及其灵敏度、色谱柱长与内径、柱填料与固定相、载气和流速、柱温、进样口与检测器的温度、内标溶液、供试品的预处理、供试品与对照品的称量（平行试验各 2 份）和配制过程、进样量、测定数据、计算式与结果，并附色谱图。标准中如规定系统适用性试验，应记录该实验的数据（理论板数等）。

（4）高效液相色谱法 记录仪器型号、检测波长、色谱柱与柱温、流动相与流速、内标溶液、供试品的预处理、供试品与对照品的称量（平行试验各 2 份）和配制过程、进样量、测定数据、计算式与结果，并附色谱图。标准中如规定系统适用性试验，应记录该实验的数据（理论板数等）。

第四节 有效数字处理

一、有效数字

（1）在分析工作中实际能测量到的数字称为有效数字。

（2）在记录有效数字时，规定只允许数的末位欠准，而且只能上下差1。

二、有效数字修约规则

用"四舍六入五成双"规则舍去过多的数字。即当尾数小于或等于4时，则舍，尾数大于或等于6时，则入，尾数等于5时，若5前面为偶数则舍，为奇数则入，当5后面还有不是零的任何数时，无论5前面是偶或奇皆入。

例如，将下面左边的数字修约为三位有效数字：

$2.324 \rightarrow 2.32$　$2.325 \rightarrow 2.32$　$2.326 \rightarrow 2.33$　$2.335 \rightarrow 2.34$　$2.32501 \rightarrow 2.33$

三、有效数字运算法则

（1）在加减法运算中，每个数及它们的和或差的有效数字保留，以小数点后面有效数字位数最少的为标准。在加减法中，结果的绝对误差必须与各数中绝对误差最大的那个相当。例如，

$$2.0375 + 0.0745 + 39.54 = ?$$

39.54是小数点后位数最少的，在这三个数据中，它的绝对误差最大，为± 0.01，所以应以39.54为准，其他两个数字亦要保留小数点后第二位，因此三数计算应为

$$2.04 + 0.07 + 39.54 = 41.65$$

（2）在乘除法运算中，每个数及它们的积或商的有效数字保留，以每个数中有效数字位数最少的为标准。在乘除法中，结果的相对误差必须与各数中相对误差最大的那个相当。例如，

$$13.92 \times 0.0112 \times 1.9723 = ?$$

0.0112是三位有效数字，位数最少，它的相对误差最大，所以应以0.0112的位数为准，即

$$13.9 \times 0.0112 \times 1.97 = 0.307$$

（3）分析结果小数点后的位数，应与分析方法精密度小数点后的位数一致。

（4）检验结果的写法应与药典规定相一致。

 ## 第五节 专用术语与规定

一、试验温度

（1）水浴温度　除另有规定外，均指98～100 ℃。

(2) 热水　系指 70～80 ℃。

(3) 微温或温水　系指 40～50 ℃。

(4) 室温　系指 10～30 ℃。

(5) 冷水　系指 2～10 ℃。

(6) 冰浴　系指约 0 ℃。

(7) 放冷　系指放冷至室温。

二、取样量的准确度

(1) 试验中供试品与试药等"称量"或"量取"的量,均以阿拉伯数字表示,其精确度可根据数值的有效数位来确定,如:称取"0.1 g",系指称取重量可为 0.06～0.14 g;称取"2 g",系指称取重量可为 1.5～2.5 g;称取"2.0 g",系指称取重量可为 1.95～2.05 g;称取"2.00 g",系指称取重量可为 1.995～2.005 g。

(2) "精密称定"系指称取重量应准确至所取重量的千分之一。

(3) "称定"系指称取重量应准确至所取重量的百分之一。

(4) "精密量取"系指量取体积的准确度应符合国家标准中对该体积移液管的精密度要求。

(5) "量取"系指可用量筒或按照量取体积的有效位数选用量具。

(6) 取用量为"约"若干时,系指取用量不得超过规定量的±10%。

三、试验精密度

(1) 恒重　除另有规定外,系指供试品连续两次干燥或炽灼后的重量差异在 0.3 mg 以下的重量;干燥至恒重的第二次及以后各次称重均应在规定条件下继续干燥 1 h 后进行;炽灼至恒重的第二次称重应在继续炽灼 30 min 后进行。

(2) 试验方法规定"按干燥品(或无水物,或无溶剂)计算"时,除另有规定外,应取未经干燥(或未去水,或未去溶剂)的供试品进行试验,并将计算方法的取用量按检查项下测得的干燥失重(或水分,或溶剂)扣除。

(3) 试验方法中的"空白试验",系指在不加供试品或以等量溶剂替代供试液的情况下,按同法操作所得的结果;含量测定中的"并将滴定的结果用空白试验校正",系指按供试品所耗滴定液的量(mL)与空白试验中所耗滴定液量(mL)之差进行计算。

(4) 试验时的温度,未注明时,系指在室温下进行;温度高低对试验结果有显著影响时,除另有规定外,应以 25 ℃±2 ℃为准。

四、试验用水

除另有规定外,试验用水均系指纯化水。酸碱度检查所用的水,均系指新沸并放冷至室温的水。

五、指示剂

酸碱性试验时,如未指明用何种指示剂,均系指石蕊试纸。

六、滴

液体的滴,系在 20 ℃时,以 1.0 mL 水为 20 滴进行换算。

七、浓度表示方法

滴定液和试液的浓度,以 mol/L(摩尔/升)表示者,其浓度要求精密标定的滴定液用"XXX 滴定液(YYY mol/L)"表示;作为其他用途不需精密标定其浓度时,用"YYY mol/L XXX 溶液"表示,以示区别。

八、限度

1. 数值约定

标准中规定的各种纯度和限度数值以及制剂的重(装)量差异,系包括上限和下限两个数值本身及中间数值。规定的这些数值不论是百分数还是绝对数字,其最后一位数字都是有效位。

试验结果在运算过程中,可比规定的有效数字多保留一位数,而后根据有效数字的修约规则进舍至规定有效位。计算所得的最后数值或测定数值均可按修约规则进舍至规定的有效位,取此数值与标准中规定的限度数值比较,以判断是否符合规定的限度。

例如,异戊巴比妥钠的干燥失重,规定不得过 4.0%,今取样 1.0042 g,干燥后减失重量 0.0408 g,请判定是否符合规定?

本例中 0.0408 的有效数字最少,为三位有效数字,故在计算过程中暂多保留一位(即保留四位有效数字)进行计算:

$$0.0408 \div 1.004 \times 100\% = 4.064\%$$

因药典规定的限度为不得过 4.0%,故将结果 4.064% 修约为 4.1%,大于 4.0%,应判为不合格。

2. 限度约定

原料药的含量(%),除另有注明外,均按重量计。如规定上限为 100% 以上时,系指用本药典规定的分析方法测定时可能达到的数值,它为药典规定的限度或允许偏差,并非真实含量;如未规定上限时,系指不超过 101.0%。

九、溶解度试验法

除另有规定外,称取研成细粉的供试品或量取液体供试品,置于 25 ℃±2 ℃一定容量的溶剂中,每隔 5 min 强力振摇 30 s,观察 30 min 内的溶解情况,如看不见溶质颗粒或液滴时,即视为完全溶解。

十、份数约定

含量测定必须平行测定两份,其结果应在允许相对偏差限度之内,以算术平均值为测定结果,如一份合格,另一份不合格,不得取其平均值,应重新测定。

十一、记录复核

检验记录完成后,应由第二人对记录内容、计算结果进行复核。复核后的记录,属内容、计算错误的,复核人要负责,属检验错误的,复核人无责任。

(湖北职业技术学院　彭颐)

实训一 中国药典的查阅

【技能目标】

(1) 能够熟练地查阅《中国药典(2010年版)》,找到待检药品的质量标准。

(2) 能够正确理解质量标准。

(3) 能够正确选择试药、仪器及试液的配制方法。

【知识目标】

(1) 掌握《中国药典(2010年版)》的结构与主要内容。

(2) 掌握质量标准的主要内容及技术指标的要求。

【实训内容】

一、在《中国药典(2010年版)》中查阅下列内容

序号	查阅内容	药典中位置			查阅结果
		第几部	哪部分	页数	
1	阿司匹林原料药的质量标准				
2	司可巴比妥钠原料药的含量测定方法				
3	聚山梨酯80的相对密度的测定方法				
4	硫酸阿托品原料药中莨菪碱的检查方法				
5	对乙酰氨基酚片的溶出度的测定方法				
6	贮藏中"冷处"的规定				
7	氢氧化钠滴定液的配制				
8	板蓝根颗粒的水分测定方法				
9	维生素C的鉴别实验				
10	重量差异检查法				
11	盐酸氯丙嗪注射液的pH值的测定				

二、实例分析

盐酸氯丙嗪的质量标准如下。

本品为 N,N-二甲基-2-氯-10H-吩噻嗪-10-丙胺盐酸盐,按干燥品计算,含 $C_{17}H_{19}ClN_2S \cdot HCl$ 不得少于 99.0%。

【性状】 本品为白色或乳白色结晶性粉末,有微臭,味极苦,有引湿性,遇光渐变色;水溶液显酸性反应。

本品在水、乙醇或三氯甲烷中易溶,在乙醚或苯中不溶。

【熔点】 本品的熔点(附录ⅥC)为 194~198 ℃。

【鉴别】 (1) 取本品约 10 mg,加水 1 mL 溶解后,加硝酸 5 滴即显红色,渐变为黄色。

(2) 取本品,加盐酸溶液(9→1000)制成 1 mL 中含 5 μg 的溶液,照紫外-可见分光光度法(附录ⅣA)测定,在 254 nm 和 306 nm 的波长处有最大吸收,在 254 nm 的波长处吸光度约为 0.46。

(3) 本品的红外光吸收图谱应与对照的图谱(光谱集 391 图)一致。

(4) 本品的水溶液显氯化物的鉴别反应(附录Ⅲ)。

【检查】溶液的澄清度与颜色 取本品 0.50 g,加水 10 mL,振摇使溶解后,溶液应澄清无色;如显浑浊,与 1 号浊度标准液(附录ⅨB)比较,不得更浓;如显色,与黄色 3 号或黄绿色 3 号标准比色液(附录ⅨA 第一法)比较,不得更深,并不得显示其他颜色。

有关物质 避光操作。取本品 20 mg,置 50 mL 容量瓶中,加流动相溶解并稀释至刻度,摇匀,作为供试品溶液;精密量取适量,用流动相定量稀释成 1 mL 中含 2 μg 的溶液,作为对照溶液。照高效液相色谱法(附录ⅤD)试验,用辛烷基硅烷键合相为填充柱,以乙腈-0.5%三氯乙酸(用四甲基乙二胺调节 pH 值至 5.3)(50∶50)为流动相,检测波长 254 nm,取对照溶液 10 μL 注入液相色谱仪,调节检测灵敏度,使主成分色谱峰的峰高约为满量程的 20%。精密量取供试品溶液和对照溶液各 10 μL,分别注入液相色谱仪,记录色谱图至主成分峰保留时间的 4 倍。供试品溶液的色谱图中如有杂质峰,大于对照溶液主峰面积(0.5%)且小于对照溶液主峰面积 10 倍(5%)的杂质峰不得多于 1 个。其他单个杂质峰面积均不得大于对照溶液主峰面积(0.5%)。

干燥失重 取本品,在 105 ℃干燥至恒重,减失重量不得超过 0.5%(附录ⅧL)。

炽灼残渣 不得过 0.1%(附录Ⅷ N)。

【含量测定】 取本品约 0.2 g,精密称定,加冰醋酸 10 mL 与醋酐 30 mL 溶解后,照电位滴定法(附录ⅦA)用高氯酸滴定液(0.1 mol/L)滴定,并将滴定的结果用空白试验校正。1 mL 高氯酸滴定液(0.1 mol/L)相当于 35.53 mg 的 $C_{17}H_{19}ClN_2S \cdot HCl$。

【类别】 抗精神病药。

【贮藏】 遮光,密封保存。

【制剂】 (1) 盐酸氯丙嗪片。

(2) 盐酸氯丙嗪注射液。

结合质量标准要求,回答下列问题。

(1) 本品含 $C_{17}H_{19}ClN_2S \cdot HCl$ 的合格范围是多少? 为什么?

(2) 氯化物的鉴别反应有哪些? 你是怎么查阅的?

（3）下列溶液如何配制？

盐酸（9→1000）；碳酸钠试液。

（4）"恒重"是什么意思？

（5）含量测定方法中，盐酸氯丙嗪的取样范围是多少？精确到什么位次？

（6）高氯酸滴定液（0.1 mol/L）需要标定吗？如何配制？

（7）遮光、密封保存是什么条件？在哪里查阅？

（湖北职业技术学院　彭颐）

第二章　物理常数测定

物理常数是表示药物的物理性质的特征常数,测定药物的物理常数可以判断药物的真伪、纯度和含量。药物的物理常数主要包括相对密度、馏程、熔点、比旋度、pH 值、折光率等。

实训二　聚山梨酯 80(吐温 80)的黏度、相对密度、pH 值的测定

【技能目标】

(1) 能熟练地使用韦氏比重秤测定样品的相对密度。

(2) 能熟练地使用黏度计测定样品的黏度。

(3) 能熟练地使用 pH 计测定样品的 pH 值。

【知识目标】

(1) 掌握相对密度、黏度的定义。

(2) 了解相对密度、黏度、pH 值的测定原理及意义。

【实训内容】

(一) 聚山梨酯 80 的黏度测定

1. 实验原理

黏度是指流体对流动的阻抗能力,以动力黏度、运动黏度或特性黏度表示。测定供试品黏度可用于纯度检查。聚山梨酯 80 的运动黏度或动力黏度可用平氏黏度计进行测定。《中国药典(2010 年版)》规定聚山梨酯 80 的运动黏度在 25 ℃时(毛细管内径为 3.4～4.2 mm)为 350～550 mm²/s。本法系用相对法测量一定体积的液体在重力作用下流经毛细管所需的时间,以求得液体的运动黏度或动力黏度。

$$运动黏度(mm^2/s) = Kt$$

式中:K 为用已知黏度标准液测得的黏度常数(mm^2/s^2);

t 为测得的平均流出时间(s)。

2. 仪器与用具

(1) 平氏黏度计一根(毛细管内径 3.4～4.2 mm)。

(2) 恒温水浴　可选用直径 30 cm 以上,高 40 cm 以上的玻璃缸或有机玻璃缸,附有电动搅拌器与电热装置。

（3）温度计　分度为 0.1 ℃。

（4）秒表　分度为 0.2 s。

3．试液与试药

聚山梨酯 80。

4．操作步骤

（1）黏度计的清洗和干燥　取黏度计，置铬酸洗液中浸泡 2 h 以上（沾有油渍者，应依次先用氯仿或汽油、乙醇、自来水洗涤晾干后，再用铬酸洗液浸泡 6 h 以上），用自来水冲洗至内壁不挂水珠，再用水洗 3 次，120 ℃干燥，备用。

（2）调整恒温水浴温度为 25 ℃。

（3）取平氏黏度计（图 2-1），在支管 F 上连接一橡皮管，用手指堵住管口 2，倒置黏度计，将管口 1 插入供试品（或供试溶液）中，自橡皮管的另一端抽气，使供试品充满球 C 与 A 并达到测定线 m_2 处。提出黏度计并迅速倒转，抹去黏附于管外的供试品，取下橡皮管接于管口 1 上，将黏度计垂直固定于恒温水浴中，并使水浴的液面高于球 C 的中部，放置 15 min 后，自橡皮管的另一端抽气，使供试品充满球 A 并超过

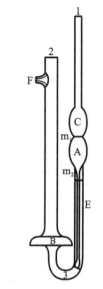

图 2-1　平氏黏度计

注：1—主管；2—宽管；3—弯管；
A—测定球；B—储器；C—缓冲球；
m_1、m_2—环形测定线。

测定线 m_1，开放橡皮管口，使供试品在管内自然下落，用秒表准确记录液面自测定线 m_1 下降至测定线 m_2 处的流出时间；依法重复测定 3 次以上，每次测定值与平均值的差数不得超过平均值的 ±5%。

（4）另取一份供试品同样操作，并重复测定 3 次以上。

（5）以先后两次取样测得的总平均值按公式计算，即得。

5．注意事项

（1）实验室温度与黏度测定温度相差不应太大，当室温高于测定温度时，应注意降低室温。

（2）在抽气吸取供试溶液时，不得产生断流或气泡。

（3）黏度计应垂直固定于恒温水浴中，不得倾斜，以免影响流出时间。

（二）聚山梨酯 80 的相对密度的测定

1．实验原理

相对密度系指在相同的温度、压力条件下，某物质的密度与水的密度之比。测定药品的相对密度，可用于检查药品的纯杂程度。《中国药典（2010 年版）》规定用韦氏比重秤法测定聚山梨酯 80 的相对密度，规定值为 1.06～1.09。

2．仪器与用具

韦氏比重秤、温度计。

3．试药与试液

聚山梨酯 80、纯化水（新鲜煮沸后放冷的水）。

4. 操作步骤

(1) 取 20 ℃ 时相对密度为 1 的韦氏比重秤。

(2) 用新沸过的冷水将所附玻璃圆筒装至八分满,置 20 ℃ 的水浴中。

(3) 不断搅动玻璃圆筒内的水,用温度计测出筒内水温,调至 20 ℃。

(4) 将悬于秤端的玻璃锤浸入圆筒内的水中,秤臂右端悬挂游码至 1.0000,调节秤臂左端平衡螺旋使平衡。

(5) 将玻璃圆筒内的水倾去,拭干玻璃圆筒、玻璃锤。

(6) 将聚山梨酯 80 装入圆筒至相同高度,调节温度后,再把拭干的玻璃锤浸入供试液中。

(7) 调节秤臂上的游码使之平衡。

(8) 读取数值,即得供试品的相对密度。平行测定两次。

(9) 仪器使用完毕,取下钩码、玻璃锤并清洁,做好仪器、玻璃锤和量筒的清洁,置于盒内,罩上防尘罩,并做好使用记录。

5. 注意事项

(1) 测试完毕,玻璃锤和玻璃圆筒均应清洗干净。应用乙醇洗净,再用纯水冲洗 2~3 次,待干后放入盒内。应做好天平各刀刃、玛瑙刀座、测锤、玻璃量筒及天平架的清洁。对于各刀刃及玛瑙刀座,应用软刷将其擦拭干净。

(2) 根据使用频繁程度,应定期进行清洁工作和计量性能检定,当发现天平失真或有疑问时,在未消除故障前,应停止使用。待修理检定合格后方可使用。

(3) 当天平要移动位置时,应把易于分离的零部件及横梁等卸下分离,以免损坏刀口。

(4) 仪器使用完后,应罩上防尘罩。

(三) 聚山梨酯 80 的 pH 值的测定

《中国药典(2010 年版)》规定:聚山梨酯 80 的 pH 值应为 5.0~8.0。

1. 仪器与用具

雷磁 pHS-3B 型酸度计、分析天平、烧杯(20 mL)、玻棒。

2. 试药与试液

聚山梨酯 80、标准缓冲溶液。

3. 操作步骤

(1) 接通电源　将电源开关置于开的位置,预热半小时。

(2) 取聚山梨酯 80 0.50 g,加水 10 mL 溶解。选择 pH 值为 4.0(邻苯二甲酸氢钾标准缓冲溶液)和 6.86(磷酸盐标准缓冲溶液)的两种标准缓冲溶液(相差约 3 个 pH 值)。

(3) 将复合电极冲洗干净,用滤纸吸干,插入 pH 值为 6.86 的标准缓冲溶液中,将温度选择按钮调至相应温度,将选择开关置于"pH"挡,调"定位"调节器,使数字显示值为标准缓冲溶液的 pH 值。

(4) 取出电极洗净,用滤纸吸干,插入另一种标准缓冲溶液(4.0),如果示值与标准缓冲溶液的 pH 值相差小于 0.02 个 pH 值单位,则校正合格;如果示值与标准缓冲溶液的 pH 值相差大于 0.02 个 pH 值单位,可调节"斜率"调节器,使读数为该标准缓冲溶液的 pH

值,然后用第一种缓冲溶液定位,重复标定至第二种缓冲溶液的示值与标准缓冲溶液的 pH 值相差小于 0.02 个 pH 值单位。

(5) 经上述校正后的定位调节器和斜率调节器不能再变动。取出电极,洗净,吸干,插入聚山梨酯 80 溶液中,轻轻摇动溶液,使均匀后显示的读数即为溶液的 pH 值,反复测定两次,取平均值。

(6) 测定完毕,断开电源,取出电极,放好,以备下次再用。

4. 注意事项

(1) 测定前,按各品种项下的规定,选择与供试液 pH 值较接近的一种标准缓冲溶液对仪器进行校正(定位)。

(2) 每次更换标准缓冲溶液或供试溶液,应用纯化水充分洗净电极,然后吸干。

(3) 在测定 pH 值较高的供试品时,要注意碱差问题,必要时选择锂玻璃电极。

(4) 对弱缓冲液(如水)的 pH 值测定,先用邻苯二甲酸氢钾标准缓冲溶液校正仪器后测定供试液,并重取供试液再测,直至 pH 值的读数在 1 min 内改变不超过 ±0.05 为止;然后用硼砂标准缓冲液校正仪器,再如上法测定;两次 pH 值的读数相差应不超过 0.1,取两次读数的平均值。

(5) 配制标准缓冲液的水与供试品的水,应为新煮沸过的冷纯化水,其 pH 值应为 5.5～7.0。

(6) 标准缓冲液一般可保存 2～3 个月。但发现浑浊、发霉或沉淀等现象时,不能继续使用。

(湖北职业技术学院　彭颐)

 # 实训三　葡萄糖原料药比旋度的测定

【技能目标】
(1) 会正确使用自动旋光仪测定药物的比旋度。
(2) 熟悉自动旋光仪的工作环境及仪器的一般维护。

【知识目标】
(1) 掌握药物旋光度的测定方法、原理及比旋度的计算方法。
(2) 了解自动旋光仪的基本构造和工作原理。

【实训内容】

1. 实验原理

药物分子结构具有不对称因素时,该药物就具有旋光性,具有光学异构体。每一种光学异构体的旋光性不相同,它们的药理作用也有差异。在旋光性物质的光学异构体中,生物活性较强的往往只是其中的一种,这种生物活性较强的光学异构体作为药物的有效成分用于临床,而其他光学异构体则视为杂质。因此,旋光度的测定是对旋光性药物进行定性鉴别、杂质检查和含量测定的重要方法。

比旋度与旋光度之间的关系可以用以下计算公式来表示。

$$[\alpha]_D^t = \frac{100 \times \alpha}{l \times c}$$

式中：$[\alpha]_D^t$ 为比旋度；

α 为实验测得的旋光度；

c 为供试品溶液的浓度，g/100 mL；

l 为测定管的长度，dm；

D 为钠光谱的 D 线，为 589.3 nm；

t 为测定温度，规定测定温度为 25 ℃。

葡萄糖的分子结构中有四个手性碳原子，所以具有旋光性，其中 D-（＋）-葡萄糖供药用，其比旋度为＋52.5°～＋53.0°。可以通过测其旋光度进行定性鉴别及含量测定。

2. 仪器与用具

读数至 0.010 并经过检定的 WZZ-1 型自动旋光仪、容量瓶（100 mL）、烧杯（100 mL）。

3. 试药与试液

葡萄糖、氨试液。

4. 操作方法

（1）供试液的配制　精密称取葡萄糖 10.0 g，置 100 mL 烧杯中并加适量纯化水溶解，定量转移至 100 mL 容量瓶中，再加氨试液 0.2 mL 后，加纯水稀释至刻度，摇匀，静置 10 min 备用。

（2）旋光度的测定　将配制好的葡萄糖转移至旋光仪测定管中，在自动旋光仪上测出旋光度，重复读数三次，取其平均值为供试品溶液的旋光度。

（3）计算比旋度　根据实验测得的旋光度计算葡萄糖的比旋度，并与药典规定的葡萄糖比旋度比较。

5. 注意事项

（1）因为新配制的葡萄糖溶液要发生变旋现象，溶液在 pH＜3 或 pH＞7 时，变旋速度可以加快，故常加入氨试液以使其变旋现象稳定。所以，配制方法中加入氨试液并放置 10 min 是为了促使葡萄糖溶液的变旋现象达到平衡，消除干扰。

（2）溶液测定前，应先用纯化水作空白校正零点，测定后再校正一次，以确定在测定时零点有无变化，若第二次校正零点有变化，则应重新测定溶液的旋光度。另外，测定方法中重复读数是为了减少读数误差，提高测定准确度。

（3）钠光灯每使用 3～4 h，应熄灯 15 min 左右，待灯冷后再行使用。

（4）配制溶液及测定时，应调节温度至 20 ℃±0.5 ℃（或各药品项下规定的温度，葡萄糖为 25 ℃）。

（5）供试的液体或固体物质的溶液应不显浑浊或含有混悬的小粒，如有上述情形，应预先滤过，并弃去初滤液；测定管中不应含有气泡。

思考题

（1）举例说明旋光性化合物的结构特点。

（2）测定葡萄糖溶液的旋光度时，为什么要加入氨试液？

附： 自动旋光仪（WZZ-1型）操作方法

（1）接通电源 将随机所附电源线一端插入 220 V 50 Hz 电源（最好是稳压电源），另一端插入仪器背后的电源插座。

（2）接通电源后，打开电源开关（见仪器左侧），等待 5 min 使钠灯发光稳定。

（3）打开光源开关（见仪器左侧），此时钠灯在直流供电下点燃。

（4）准备试管。

（5）按"测量"键（见仪器正面），这时液晶屏应有数字显示。注意：开机后"测量"键只需按一次。如果误按该键，则仪器停止测量，液晶屏无显示，用户可再次按"测量"键，液晶重新显示，此时需重新校零。若液晶屏已有数字显示，则不需按"测量"键。

（6）清零 在已准备好的试管中注入蒸馏水或待测试样的溶剂，放入仪器试样室的试样槽中，按下"清零"键（见仪器正面），使显示为零。一般情况下，本仪器如在不放试管时示数为零，放入无旋光度溶剂后（例如蒸馏水）测数也为零，但须注意：倘若在测试光束的通路上有小气泡或试管的护片上有油污，或将试管护片旋得过紧而引起附加旋光数，则会影响空白测数，在有空白测数存在时必须仔细检查上述因素或者用装有溶剂的空白试管放入试样槽后再清零。

（7）测试 除去空白溶剂，注意：试管内腔应用少量被测试样冲洗 3～5 次。注入待测样品将试管放入试样室的试样槽中，液晶屏显示所测的旋光度，此时指示灯"1"（见仪器正面）点亮。

（8）复测 按"复测"键（见仪器正面）一次，指示灯"2"点亮，表示仪器显示第二次测量结果，再次按"复测"键，指示灯"3"点亮，表示仪器显示第三次测量结果。按"shift/1 2 3"键（见仪器正面），可切换显示各次测量的旋光度。按"平均"键（见仪器正面），显示平均值，指示灯"AV"亮。

（9）关机 仪器使用完毕，应依法关闭示数、直流、电源开关。

（安庆医药高等专科学校 徐宁）

 实训四 10％氯化钾注射液的含量测定

【技能目标】
（1）学会正确使用阿贝折光计的使用方法及维护方法。
（2）熟悉阿贝折光计的构造及维护。
【知识目标】
（1）掌握用阿贝折光计测定药物折光率的方法。
（2）熟悉用折光率因数法测定药物含量的基本原理及方法，并能进行测定及有关计算。

【实训内容】

1. 实验原理

药物浓度与折光率的关系式为

$$c = \frac{n - n_0}{F}$$

式中：c 为供试品的含量，g/100 mL；

n 为一定温度下（通常为 20 ℃）测得的药物溶液的折光率；

n_0 为同温度时溶剂的折光率；

F 为折光率因数，即药物溶液浓度每增减 1％时，溶液折光率的变化。

由上式可知，计算药物的浓度，必须先测出药物在一定浓度（与所求供试品浓度接近）范围内的 F，然后把 F 代入上式，根据测定的折光率（n）与同温度水的折光率（n_0），计算药物的浓度。

2. 仪器与用具

阿贝折光计、50 mL 容量瓶、100 mL 烧杯。

3. 试液与试药

氯化钾（AR）、中性乙醚。

4. 操作方法

1）氯化钾折光率因数（F）的测定

（1）配制标准氯化钾溶液　取 130 ℃干燥至恒温的氯化钾（AR）约 5 g，精密称定，用水溶解后，转移至 50 mL 容量瓶中并稀释至刻度，摇匀，即得。同法共配制四份标准氯化钾溶液。

（2）测定折光率　用已校正的阿贝折光计，按折光计用法中所述的测定方法，分别测定以上配制的四份标准氯化钾溶液的折光率 n，并同时测定同温度水的折光率 n_0，按表 2-1 做好记录，用下式分别计算氯化钾的折光率因数 F，并取其平均值为结果。

$$F = \frac{n - n_0}{c}$$

表 2-1　10％氯化钾溶液的折光率因数 F

次数	氯化钾溶液浓度 $c/(\%)$	折光率 n	同温度水的折光率 n_0	F 的计算值	F 的平均值
1					
2					
3					
4					

2）10％氯化钾注射液的含量测定

用已校正的阿贝折光计，按折光计用法中所述的测定方法，测定氯化钾溶液的折光率 n，并同时测定同温度水的折光率 n_0。按下式计算氯化钾溶液的含量及含量占标示量的百分比。

含量的计算公式为

$$c = \frac{n - n_0}{F}$$

含量占标示量的百分比计算公式为

$$氯化钾注射液含量占标示量的百分比(\%) = \frac{\dfrac{n - n_0}{F}}{10\%} \times 100\%$$

《中国药典(2010年版)》规定本品含氯化钾(KCl)应为标示量的95.0%～105.0%。

5. 注意事项

(1) 本实验所指的水,除另有规定外,均系指纯化水。

(2) 测定标准溶液或供试液的折光率时,每份实验需要三次读数,三次读数相差不能大于0.0002,取其平均值为测定的折光率。

(3) 因温度对折光率有影响,故测定时最好采用恒温水浴装置。

附: 阿贝折光计的构造及使用方法

1. 阿贝折光计的构造

阿贝折光计的外形结构见图2-2,包括下列主要部分。

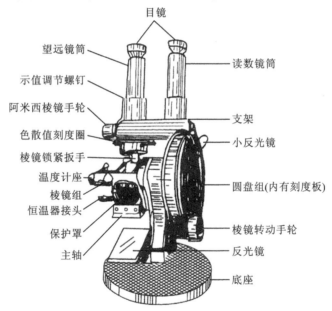

图 2-2 阿贝折光计结构示意图

(1) 镜筒部分　光线由反光镜入棱镜,再经过消色散棱镜(又称阿米西棱镜)消除由于棱镜及被测物所产生的色散而形成一条沿黄色钠光D线光路的光线,又经过透镜将明暗分界线成像于十字标线板,最后经目镜成像于视野中。

(2) 棱镜部分　包括两块高折光率的铅质玻璃棱镜。上面一块为光滑面的主要棱镜,下面一块为磨砂面的棱镜,作为辅助用,以盛放供试品。当光线被反射进入下棱镜时,其磨砂表面变成无限多的光源,以各种角度通过供试液层,入射到上棱镜,经折射后,以临界光线为限进入目镜而呈明暗分界线的视野。上下棱镜合并时,中间有0.1～0.15 mm的空隙。两棱镜接触面的金属框上有凹槽一条,便于滴加挥发性供试品。棱镜四周有流水的金属槽,借橡皮管与恒温水浴连接,调节温度,金属槽旁有一小孔,可插入小型温度计。

(3) 扇形部分　其中有刻度尺柄与镜筒以一平行轴连接,前后移动;刻度尺上面刻有钠光照射的在 20 ℃±5 ℃时折光率的数字,并附有读数放大镜,旁有一棱镜转动手轮,调节转动手轮,读数的刻度尺可前后移动。

(4) 反光镜　可使光线充分射入棱镜内。

(5) 保护罩　为一个金属罩,用来遮盖棱镜前方的透光圆窗。

阿贝折光计的准确度可达±0.0002,测定折光率的范围在 1.3000～1.7000。

2. 阿贝折光计的使用方法

(1) 仪器的安装　将折光计置于有充分阳光的平台(不可受日光直射),使棱镜上透光处朝向光源,并装上温度计。必要时用橡皮管将测量棱镜和辅助棱镜上保温夹套的进出口与恒温水浴串接起来,恒温温度以折光计上的温度计读数为准。

(2) 仪器的校正　折光计的校正,一般用水为校正标准,20 ℃时折光率为 1.3330。

① 棱镜的清洗　松开锁扭,将辅助棱镜拉开,使其磨砂斜面处于水平位置,用擦镜纸蘸取中性乙醚,轻拭上下棱镜的镜面。

② 水的加入　待镜面干燥后,用橡皮头滴管滴加 2～3 滴水于辅助棱镜的毛镜面(注意管尖不要触及镜面),闭合上下棱镜,放紧锁扭。

③ 对光　打开圆盘组上的小反光镜,使光线射入,调节棱镜转动手轮,至刻度盘标尺上的示值为最小,调节反光镜,使入射光进入棱镜,同时从目镜观察,使视野中最亮。调节目镜,使视野内十字交叉最清晰。

④ 粗调　调节棱镜转动手轮,使刻读盘标尺上的示值逐渐增大,直至观察到视野中出现彩色光带或黑白临界线为止。

⑤ 消色散　旋转阿米西棱镜手轮,使视野内虹彩消失并成为一清晰的明暗临界线,如图 2-3(a)所示。

⑥ 精调　调节棱镜转动手轮,使视野内的明暗临界线恰好位于十字交叉线的交点上,如图 2-3(b)所示。如此时又呈现微色散,必须重调阿米西棱镜手轮,使明暗临界线清晰。

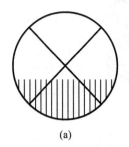 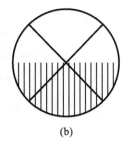

(a)　　　　　　　　　　　(b)

图 2-3　视野图

⑦ 读数　读数时先打开圆盘组上的小反光镜,使光线射入,然后从读数镜筒中读出标尺上相应的示值及测定时的温度。为了减少由于眼睛疲劳引起的误差,应重复三次,取其平均值为结果(但三个读数相差不能大于 0.0002)。

如在 20 ℃时,其折光率在 1.3329～1.3331,即表示折光计是正确的。如在 20 ℃时,其折光率在 1.3329～1.3331 以外,此时须调节棱镜转动手轮,使刻度盘示值恰好在 1.3330,

然后用钥匙插入目镜筒旁"示值调节螺钉"的小方孔内轻轻转动螺丝,直至视野内明暗临界线恰好位于十字交叉点即成。

（3）供试液的测定

① 将已校正好的折光计,用滤纸吸干水分,再用擦镜纸蘸取乙醚,轻拭上下棱镜面。

② 待乙醚挥发后用橡皮头吸管,滴2～3滴供试液在辅助棱镜的镜面上,紧合棱镜,同上校正法操作,调节视野内明暗临界线使之恰好位于十字交叉点上。

③ 读取标尺上的示值并记下测定时的温度,即为该温度时供试液的折光率。

④ 测定完毕后,随即用滤纸条吸去供试液,然后滴加水于棱镜上,再用滤纸条吸干（勿擦）,反复洗涤三次,最后用擦镜纸轻轻擦拭干净。

思考题

（1）为什么可用测定折光率的方法来鉴别药物和药物的含量测定？

（2）在使用和保管阿贝折光计时,应注意哪些问题？

 实训五 水杨酸的熔点测定

【技能目标】

（1）掌握熔点测定仪的结构及使用。

（2）会用毛细管法测定药物的熔点。

【知识目标】

（1）掌握药物熔点测定的原理和用途。

（2）了解传温液的选用。

【实训内容】

1. 实验原理

当物质的固相蒸气压与液相蒸气压相同时,两相处于平衡共存状态,此时的温度称为熔点,熔点是指由固体熔化成液体的温度,或熔融同时分解的温度,或在熔化时初熔至全熔经历的温度范围。熔融同时分解是指某一药品在一定温度产生气泡、上升、变色或浑浊等现象。

测定熔点的药品,应是遇热晶型不转化,其初熔点和终熔点容易分辨的药品。测定熔点可以鉴别药物,检查药物的纯杂程度。

熔点测定方法主要有毛细管法和熔点测定仪法。

2. 仪器与用具

熔点测定管、温度计（0～200 ℃,精确度0.5 ℃）、毛细管（内径1.0～1.5 mm,长约8 cm）、点滴板、玻璃管（50～70 cm）、酒精灯、表面皿、烧杯、胶塞、熔点仪。

3. 试液与试药

水杨酸（AR）、液状石蜡。

4. 操作方法

（1）药品的填装 将少许干燥水杨酸放入点滴板的孔穴中，用玻璃钉将其研成细末，集成一堆。把毛细管的开口端插入药物堆中，使药物进入管内，然后把开口端向上竖立通过一根直立于表面皿上的玻璃管，使其自由落下，重复几次，直至药物柱高约 3 mm 为止，研磨和装填药物要迅速，装入的药物要结实，这样受热才均匀。

（2）安装熔点测定装置 将液状石蜡倒入熔点测定管内，然后将装好药物的毛细管用小橡胶圈固定在温度计上，再用带缺口的胶塞插入熔点测定管，使温度计水银球位于熔点测定管的两个侧管中部为宜。

（3）药品熔点测定 先用酒精灯的外焰预热整个测定管，然后加热熔点测定管下侧管的末端。开始时控制温度使每分钟升高 5～6 ℃，接近熔点时改用小火加热，使每分钟升温 1～2 ℃，加热的同时，要注意观察药品的变化情况，当药品相继出现发毛、收缩、塌落时即为始熔，澄清（完全透明）时即为全熔，停止加热，记录实验数据。待浴液冷至 30 ℃以下时，重复测定第二份，用同样方法重复测定第三份，求其平均值，得出实验结果。

《中国药典（2010 年版）》规定水杨酸的熔点为 158～161 ℃。

5. 注意事项

（1）测定完毕，待传温液冷至近室温后，取出温度计，先用软纸擦去传温液，放冷后再用水冲洗，否则温度计会炸裂。将传温液倒入回收瓶。

（2）测定用毛细管简称为毛细管，由中性硬质玻璃管制成，长 9 cm 以上，内径 0.9～1.1 cm，壁厚 0.10～0.15 mm，一端熔封；当所用温度计浸入传温液在 6 cm 以上时，管长应适当增加，使露出液面 3 cm 以上。由于毛细管内装入供试品的量对熔点测定结果有影响（内径大了，全熔温度会偏高 0.2～0.4 ℃），故毛细管的内径必须按规定选用。

（3）温度计 供测定传温液温度的温度计和测定供试品熔点用的温度计必须经过标准品校正，否则测定结果不准确。《中国药典（2010 年版）》规定用分浸型具有 0.5 ℃刻度的温度计，校正时温度计浸入传温液的深度应与测定供试品时浸入传温液的深度一致。温度计的校正常用多种化学纯物品，因为纯化学品的熔点恒定，熔距极短。

（4）传温液 应用不同传温液测定某些药物的熔点时，所得的结果不一致。因此选择传温液必须按规定使用，也可选用确知对测定结果无影响的适宜的传温液。供试品熔点在 80 ℃以下者传温液用水，供试品熔点在 80 ℃以上者传温液用硅油或液状石蜡。

（5）供试品的使用 供试品必须研细并经干燥才能使测定结果准确。熔点范围低限在 135 ℃以上、受热不分解的供试品，可采用 105 ℃干燥；熔点在 135 ℃以下的或受热分解的供试品，可在五氧化二磷干燥器中干燥过夜或用其他适宜的干燥方法干燥。

思考题

（1）测定固体药物熔点时，为什么能判断是否为纯净物？

（2）影响测定熔点准确性的因素有哪些？

附： WRS-1B 熔点测定仪操作方法

（1）开启电源开关，预热 20 min，此时保温灯亮，初熔灯亮，电流表偏向右方，初始温度为 50 ℃。

（2）通过拨盘设定起始温度,按起始温度按钮,输入此温度,此时预置灯亮。

（3）选择升温速率,将波段开关调至需要位置。

（4）预置灯灭时,起始温度设定完毕,可插入样品毛细管,此时电表示数基本为零,初熔灯灭。

（5）调零,使电表完全指零。

（6）按下升温钮,升温指示灯亮。

（7）数分钟后,初熔灯先闪亮,然后出现终熔读数显示,欲知初熔读数,按下初熔钮即得。

（安庆医药高等专科学校　徐宁）

第三章　药物的鉴别

药物的鉴别试验是根据药物的分子结构、理化性质,采用化学、物理化学或生物学方法来判断药物的真伪。鉴别是药物质量检验工作中的首项任务,只有在药物鉴别无误的情况下,药物的杂质检查、含量测定等才有意义。常用的鉴别方法有化学法、光谱法、色谱法和生物学法。

实训六　几种药物的化学鉴别方法

【技能目标】

(1) 掌握焰色反应试验的常用方法及操作技能。

(2) 掌握颜色反应试验的常用方法及操作技能。

(3) 掌握荧光反应试验的常用方法及操作技能。

(4) 掌握气体反应试验的常用方法及操作技能。

(5) 掌握沉淀反应试验的常用方法及操作技能。

【知识目标】

掌握药物鉴别试验的基本原理与药物结构及其理化性质之间的关系。

【实训内容】

1. 仪器与用具

试管、具塞试管(25 mL)、烧杯(10 mL)、量筒(5 mL、10 mL)、铂丝、红色石蕊试纸。

2. 试药与试液

三氯化铁、二氯靛酚钠、氢氧化钠、铁氰化钾、正丁醇、盐酸、一水碳酸钠或无水碳酸钠、硝酸银、亚硝酸钠、β-萘酚、苯甲酸钠、阿司匹林原料、维生素 C 片(25 mg)、维生素 B_1 片(10 mg)、注射用盐酸普鲁卡因(灭菌粉末)(0.15 g)、苯巴比妥片(15 mg)。

3. 操作方法

1) 利用焰色反应进行鉴别

取铂丝,用盐酸湿润后,蘸取苯甲酸钠,在无色火焰中燃烧,火焰即显鲜黄色,并持续数秒。(在试验前,应将铂丝烧红,趁热浸入盐酸,再放在无色火焰中燃烧,反复数次,直至火焰不显黄色。)

2) 利用颜色反应进行鉴别

(1) 取阿司匹林约 0.1 g,加水 10 mL,煮沸,放冷,加三氯化铁试液(取三氯化铁 9 g,加水使溶解成 100 mL,即得)1 滴,即显紫堇色。

(2) 取维生素 C 约 0.1 g,加水 5 mL 溶解后,加二氯靛酚钠试液(取 2,6-二氯靛酚钠 0.1 g,加水 100 mL 使溶解后,过滤,即得)1~2 滴,试液的颜色即消失。

3)利用荧光反应进行鉴别

取维生素 B_1 约 5 mg,置 25 mL 具塞试管中,加氢氧化钠试液(取氢氧化钠 4.3 g,加水使溶解成 100 mL,即得)2.5 mL 溶解后,加铁氰化钾试液(取铁氰化钾 1 g,加水 10 mL 使溶解,即得;本液应临用新制)0.5 mL 与正丁醇 5 mL,强力振摇 2 min,放置使分层,上面的醇层显强烈的蓝色荧光;加盐酸使呈酸性,荧光即消失;再加氢氧化钠试液使呈碱性,则荧光又出现。

4)利用生成气体进行鉴别

取盐酸普鲁卡因约 0.1 g,加水 2 mL 溶解后,加 10%氢氧化钠溶液 1 mL,即生成白色沉淀;加热,变为油状物;继续加热,发生的蒸气能使湿润的红色石蕊试纸变为蓝色。

5)利用生成沉淀进行鉴别

(1) 取苯巴比妥约 0.1 g,加碳酸钠试液(取一水碳酸钠 12.5 g 或无水碳酸钠 10.5 g,加水使溶解成 100 mL,即得)1 mL 与水 10 mL,振摇 2 min,过滤,滤液中逐滴加入硝酸银试液(0.1 mol/L),即生成白色沉淀,振摇,沉淀即溶解;继续滴加过量的硝酸银试液,沉淀不再溶解。

(2) 取盐酸普鲁卡因约 50 mg,加稀盐酸(23.4→100)1 mL,必要时缓缓煮沸使溶解,放冷,加 0.1 mol/L 亚硝酸钠溶液数滴,滴加碱性 β-萘酚试液(取 β-萘酚 0.25 g,加氢氧化钠溶液(1→10)10 mL 使溶解,即得;本液应临用新制)数滴,生成由橙黄到猩红色的沉淀。

思考题

(1) 阿司匹林在与三氯化铁试液反应前,为何要煮沸?

(2) 利用生成气体进行鉴别的试验中,盐酸普鲁卡因分解后,生成的依次是什么物质?

(鄂州职业大学　王烽)

实训七 光谱鉴别方法(维生素 B_{12} 的紫外-可见光谱鉴别、葡萄糖原料药的红外光谱绘制)

【技能目标】
掌握紫外分光光度计和红外分光光度计的使用方法及注意事项。

【知识目标】
了解紫外-可见分光光度法和红外分光光度法鉴别的原理。

【实训内容】

（一）维生素 B_{12} 的紫外-可见光谱鉴别

1. 实验原理

根据维生素 B_{12} 的化学结构特点,利用光谱特征进行鉴别。

2. 仪器

紫外-可见分光光度计、分析天平(感量 0.0001 g)、移液管(10 mL)、容量瓶(100 mL)。

3. 试液与试药

维生素 B_{12}、纯化水。

4. 操作步骤

紫外-可见分光光度法鉴别步骤如下。

(1) 绘制紫外-可见吸收光谱　避光操作。精密称取约 25 mg 维生素 B_{12},置 100 mL 容量瓶中,加水溶解并稀释至刻度,摇匀,精密量取 10 mL,置另一 100 mL 容量瓶中,加水稀释至刻度,摇匀,得到浓度约为 25 $\mu g/mL$ 的溶液。以水为参比溶液,用 1 cm 石英比色皿,从 200 nm 开始,一直测定至 600 nm。获得维生素 B_{12} 的吸收光谱。

(2) 检查最大吸收波长和比较吸光度比值的一致性　根据所得到的吸收光谱,检查在 278 nm、361 nm 与 550 nm 的波长处是否有最大吸收,361 nm 波长处的吸光度与 278 nm 波长处的吸光度的比值是否为 1.70~1.88,361 nm 波长处的吸光度与 550 nm 波长处的吸光度的比值是否为 3.15~3.45。

上述结果如均符合规定,则可判定该项鉴别合格。

（二）葡萄糖原料药的红外光谱绘制

1. 实验原理

根据葡萄糖的化学结构特点,利用光谱特征进行鉴别。

2. 仪器

红外分光光度计、压片机、抽气泵、分析天平(感量 0.0001 g)、架盘天平(感量 0.01 g)、玛瑙研钵。

3. 试液与试药

葡萄糖、光谱纯溴化钾。

4. 操作步骤

红外分光光度法鉴别试验如下。

(1) 溴化钾压片　称取 1 mg 葡萄糖,置玛瑙研钵中,加入经干燥处理的光谱纯溴化钾 0.2 g,研磨均匀。取少量上述混合好的样品装入压片机模具中,并使样品在模具内分布均匀,将模具装入压片机内,抽气并加压至 800~1000 MPa,保持 2~5 min,压成表面光洁、无裂缝的均匀透明的薄片,用同法压制空白溴化钾片。

(2) 测定红外光谱　将空白溴化钾片及葡萄糖压片,分别置于红外分光光度计的测定光路中,从 400~4000 cm^{-1} 波数范围内进行扫描,录制样品的红外吸收光谱。

(3) 与标准红外光谱比较　将所录制的葡萄糖红外吸收光谱与葡萄糖标准红外吸收光谱进行对照。供试品的红外吸收光谱应与对照图谱(光谱集 702 图)一致。

5．注意事项

（1）样品应是单一组分的纯物质（纯度在 98％以上）。

（2）样品浓度及测试厚度要选择适当，通常使透光率落在 15％～75％的范围内。所以一般按 1：200 的比例（样品 1 mg，溴化钾 200 mg）。

（3）样品中应不含有水分（游离水、结晶水），整个研磨过程应该在红外灯下进行。

（4）压出的片子目视应该呈透明状、分布均匀、无明显颗粒。

（5）压片模具用过后，应及时擦拭干净，保存在干燥器中。

思考题

（1）测定维生素 B_{12} 的紫外-可见吸收光谱时为何要避光操作？

（2）溴化钾压片时需注意哪些问题？

（鄂州职业大学　王烽）

第四章 药物的杂质检查

在药物的生产和贮藏过程中常常会引入一些杂质,杂质没有治疗作用,有的影响药物的稳定性和疗效,甚至危害人们的健康。因此必须对药物中的杂质进行检查,保证用药安全、有效。杂质检查的主要方法有对照法、灵敏度法、比较法。

 实训八 葡萄糖的杂质检查

【技能目标】
(1) 掌握对照法的基本操作方法。
(2) 掌握砷盐检查的操作技能与方法。
(3) 掌握药物质量分析中恒重的操作技能。
(4) 掌握杂质限量的计算。

【知识目标】
(1) 理解药品杂质检查的目的和意义。
(2) 掌握砷盐检查的原理与方法。
(3) 理解并掌握对照法的平行原则。
(4) 掌握药品中一般杂质检查的方法、原理和限量计算方法。

【实训内容】

1. 实验原理

葡萄糖除了检查氯化物、铁盐、重金属、砷盐等一般杂质外,还需检查水中不溶性物质或有色杂质、醇不溶性杂质如糊精、蛋白质等,以及制备时可能引入的亚硫酸盐、中间体和可溶性淀粉。

2. 仪器与用具

纳氏比色管、检砷装置、天平、移液管、容量瓶、称量瓶等。

3. 试液与试药

葡萄糖原料药、酚酞指示液、氢氧化钠滴定液(0.02 mol/L)、标准硫酸钾试液(100 $\mu g/mL$)、标准氯化钠试液(10 $\mu g/mL$)、25%氯化钡试液、磺基水杨酸溶液(1→5)、硝酸、稀硝酸、稀盐酸、硫氰酸铵溶液(30%)、标准铁溶液(10 $\mu g/mL$)、标准铅溶液(10 $\mu g/mL$)、标准砷溶液、硫代乙酰胺试液、醋酸盐缓冲液(pH3.5)、氢氧化钠试液、碘化钾试液、氯化亚锡试液、醋酸铅试液、锌粒、醋酸铅棉花、稀硫酸、溴化钾-溴试液、盐酸、碘试液、氨试液、乙醇、硝酸银试液、草酸铵试液等。

4. 操作方法

1）酸度检查

取本品 2.0 g，加水 20 mL 溶解后，加酚酞指示液与氢氧化钠滴定液(0.02 mol/L)0.20 mL，应显粉红色。

2）溶液的澄清度与颜色检查

取本品 0.5 g，加热水溶解后，放冷，用水稀释至 10 mL，溶液应澄清无色；如显浑浊，与 1 号浊度标准液(附录Ⅸ B)比较，不得更浓；如显色，与对照液(取比色用氯化钴液 3.0 mL，比色用重铬酸钾液 3.0 mL 与比色用硫酸铜液 6.0 mL，加水稀释成 50 mL)1.0 mL 加水稀释到 10 mL 比较，不得更深。

3）乙醇溶液的澄清度检查

取本品 1.0 g，加乙醇 20 mL，置水浴上加热回流约 40 min，溶液应澄清。

4）氯化物检查

供试液的制备：取本品 0.60 g，置 50 mL 纳氏比色管中，加水溶解使成约 25 mL(溶液如显碱性，可滴加硝酸使成中性)，再加稀硝酸 10 mL(溶液如不澄清，应滤过)，加水使成约 40 mL，摇匀，即得供试液。

对照液的制备：取标准氯化物溶液(10 μg/mL)6.0 mL，置 50 mL 纳氏比色管中，加稀硝酸 10 mL，加水使成 40 mL，摇匀，即得对照液。

杂质限量检查：于供试液和对照液中，分别加入硝酸银试液 1.0 mL，用水稀释至 50 mL，缓慢摇匀，在暗处放置 5 min，同置黑色背景上，从比色管上方向下观察、比较，供试液同对照液比较，不得更深(0.01%)。

5）硫酸盐检查

供试液的制备：取本品 2.0 g，加水溶解使成约 40 mL(溶液如显碱性，可滴加盐酸使成中性)；溶液如不澄清，应滤过；置 50 mL 纳氏比色管中，加稀盐酸 2 mL，摇匀，即得供试液。

对照液的制备：取标准硫酸钾溶液(100 μg/mL)2.0 mL，置 50 mL 纳氏比色管中，加水使成约 40 mL，加稀盐酸 2 mL，摇匀，即得对照液。

杂质限量检查：于供试液和对照液中，分别加入 25%氯化钡溶液 5 mL，用水稀释至 50 mL，充分摇匀，放置 10 min，同置黑色背景上，从比色管上方向下观察、比较，供试液同对照液比较，不得更深(0.01%)。

6）亚硫酸盐与可溶性淀粉检查

取本品 1.0 g，加水 10 mL 溶解后，加碘试液 1 滴，应即显黄色。

7）干燥失重检查

取本品 1.0 g，平铺于已干燥至恒重的扁形称量瓶中，精密称定，在 105 ℃干燥至恒重，由减失的重量和取样量计算干燥失重。一水合物减失的重量为 7.5%～9.5%，无水物减失的重量不得过 1.0%。

8）蛋白质检查

取本品 1.0 g，加水 10 mL 溶解后，加磺基水杨酸溶液(1→5)3 mL，不得发生沉淀。

9）铁盐检查

供试液的制备：取本品 2.0 g，置 50 mL 纳氏比色管中，加水 20 mL 溶解后，加硝酸 3

滴,缓缓煮沸 5 min,放冷,加水稀释成 45 mL,摇匀,即得供试液。

对照液的制备:取标准铁溶液 2.0 mL(10 μg/mL),置 50 mL 纳氏比色管中,加硝酸 3 滴,加水稀释成 45 mL,摇匀,即得对照液。

杂质限量检查:于供试液和对照液中,分别加入硫氰酸铵溶液(30→100)3.0 mL,摇匀,如显色,供试液同对照液比较,不得更深(0.001%)。

10) 重金属检查

供试液的制备:取本品 4.0 g,置 25 mL 纳氏比色管中,加水适量溶解后,加醋酸盐缓冲液(pH3.5)2 mL 后,加水稀释至 25 mL,摇匀,即得供试液。

对照液的制备:取标准铅溶液 2.0 mL(10 μg/mL)置 25 mL 纳氏比色管中,加醋酸盐缓冲液(pH3.5)2 mL 后,加水稀释至 25 mL,摇匀,即得对照液。

杂质限量检查:若供试液带颜色,可在对照液中滴加少量的稀焦糖溶液或其他无干扰的有色溶液,使之颜色一致,再向供试液和对照液两管中分别加入硫代乙酰胺试液各 2 mL,摇匀,放置 2 min,同置白纸上,自上向下透视,观察、比较,供试液同对照液比较,不得更深(含重金属不得超过百万分之五)。

11) 砷盐检查

检砷装置的准备:取约 60 mg 醋酸铅棉花撕开成疏松状,叠加后用手轻搓成柱状体,用细铁丝导入导气管中,装管高度应为 60～80 mm。用镊子取出一片溴化汞试纸(不可用手接触生成砷斑的部分),剪成适当大小,置旋塞顶端平面(盖住导气管出口),旋紧旋塞。

标准砷斑的制备:精密量取标准砷溶液 2 mL,置 A 瓶中,加盐酸 5 mL 与水 21 mL,再加碘化钾试液 5 mL 与酸性氯化亚锡试液 5 滴,在室温放置 10 min 后,加锌粒 2 g,立即将照上法装妥的导气管 C 密塞于 A 瓶上,并将 A 瓶置 25～40 ℃水浴中,反应 45 min,取出溴化汞试纸,即得(用铅笔标出砷斑外沿)。

供试品砷斑的制备:取本品 2.0 g,加水 5 mL 溶解后,加稀硫酸 5 mL 与溴化钾-溴试液 0.5 mL,置水浴上加热约 20 min,使保持过量的溴存在,必要时,再补加溴化钾-溴试液适量,并随时补充蒸发的水分,放冷,加盐酸 5 mL 与水适量使成 28 mL,照"标准砷斑的制备"自"再加碘化钾试液 5 mL"起,依法操作,即得供试品砷斑。

杂质限量检查:观察、比较供试品和标准砷斑,供试品砷斑颜色不得深于标准砷斑(0.0001%)。

12) 钡盐检查

取本品 2.0 g,加水 20 mL 溶解后,溶液分成 2 等份,1 份中加稀硫酸 1 mL,另 1 份中加水 1 mL,摇匀,放置 15 min,两液均应澄清。

13) 钙盐检查

供试液的制备:取本品 1.0 g,置 25 mL 纳氏比色管中,加水 10 mL 溶解后,加氨试液 1 mL,摇匀,即得供试液。

对照液的制备:取标准钙溶液 1.0 mL(精密称取碳酸钙 0.1250 g,置 500 mL 容量瓶中,加水 5 mL 与盐酸 0.5 mL 使溶解,加水稀释至刻度,摇匀即得,每 1 mL 相当于 0.1 mg 的钙(Ca))于 25 mL 纳氏比色管中,加水 10 mL,加氨试液 1 mL,摇匀,即得供试溶液。

杂质限量检查:向供试液和对照液两管中分别加入草酸铵试液 5 mL,放置 1 h,如发生浑浊,比较供试液与对照液浑浊程度,供试液不得更浓(0.01%)。

5. 注意事项

（1）注意平行原则，即供试液与对照液应同时操作。

（2）杂质检查中的比色或比浊操作，一般均在纳氏比色管中进行，在选用比色管时必须注意其大小相等、玻璃色质一致（最好不带任何颜色）、管上刻度高低一致（如有差别，不得相差 2 mm）。

（3）检查氯化物时，供试液与对照液同时操作，均应先制成 40 mL 水溶液，再加入硝酸银试液 1 mL，避免浓度较大时加入硝酸银产生氯化银沉淀，影响比浊。

（4）比浊法：将供试管与对照管同置于黑色（或白色）背景上，自上方向下观察。（目视）比色法：将供试管与对照管同置于白色背景上，从侧面观察。

（5）检查重金属时，如供试液在加硫代乙酰胺之前带有颜色，应在对照管中滴加少量稀焦糖液，如仍不能使两管的颜色一致，则改用其他的方法。

（6）标准铅溶液应在临用前精密量取标准贮备液新鲜配制，防止铅水解而引起误差。

（7）测砷时，锌粒的大小应以通过 1～2 号筛为宜，过细反应过快，过粗则反应太慢，可采用锌粒和锌粉各一半的方式加入较好。

（8）加锌粒后，应立即将测砷瓶塞上，避免砷化氢气体逸出，影响结果的准确性。反应温度以 25～40 ℃为宜。

思考题

（1）比色、比浊操作应遵循的原则是什么？

（2）检砷法中所加各试剂的作用与操作注意点是什么？

（3）在进行氯化物、硫酸盐和重金属检查时，样品有颜色该如何处理？

（4）恒重的意义是什么？

（永州职业技术学院　王文渊）

实训九　几种药物特殊杂质的检查

【技能目标】

（1）掌握比色法的基本操作。

（2）掌握紫外-可见分光光度计的使用方法。

（3）掌握薄层色谱法和高效液相色谱法进行杂质检查的操作技能。

【知识目标】

（1）理解薄层色谱法和高效液相色谱法检查杂质的基本原理。

（2）掌握特殊杂质检查的基本原理与限量计算方法。

【实训内容】

1. 实验原理

药物中杂质的检查方法，主要是根据药物和杂质在物理与化学性质上的差异来进行的。如药物本身无色,但生产过程中引入有色物质或药物的分解产物有颜色,则可针对供试品溶液的颜色,采用比色法来检查药物中的杂质。也可利用药物与杂质对光吸收性质的差异,根据吸光度大小控制杂质的量。还可利用药物与杂质被吸附和解吸附或在不同溶剂中分配系数的差异,采用色谱法将药物与杂质进行分离与检查。

2. 仪器与用具

高效液相色谱仪、紫外-可见分光光度计、分析天平、纳氏比色管、超声波清洗仪、离心机、容量瓶、研钵、移液管、薄层色谱板与薄层色谱展开缸。

3. 试液与试药

哌唑嗪片(0.5 mg)、奥美拉唑肠溶胶囊(10 mg)、盐酸去氧肾上腺素、奥美拉唑对照品、奥美拉唑磺酰化物对照品、磷酸二氢钾、硫酸溶液(3→10)、亚硫酸钠、亚硫酸氢钠、1-氨基-2-萘酚-4-磺酸、钼酸铵硫酸试液、三氯甲烷、甲醇、二乙胺、乙酸乙酯、0.01 mol/L 磷酸氢二钠溶液、色谱纯乙腈。

4. 操作方法

1) 地塞米松磷酸钠中游离磷酸盐的检查(比色法)

标准磷酸盐溶液的配制:精密称取经 105 ℃ 干燥 2 h 的磷酸二氢钾 0.35 g,置 1000 mL 容量瓶中,加硫酸溶液(3→10)10 mL 与水适量使溶解,用硫酸稀释至刻度,摇匀。临用时再稀释 10 倍。

1-氨基-2-萘酚-4-磺酸溶液的配制:取无水亚硫酸钠 5 g、亚硫酸氢钠 94.3 g 与 1-氨基-2-萘酚-4-磺酸 0.7 g,充分混合,临用时取此混合物 1.5 g,加水 10 mL 使溶解,必要时滤过。

(1)供试品溶液的制备　精密称取本品 20 mg,置 25 mL 容量瓶中,加水 15 mL 使溶解。

(2)对照品溶液的制备　取标准磷酸盐溶液 4.0 mL,置 25 mL 容量瓶中,加水 11 mL。

(3)杂质限量检查　于供试品溶液和对照品溶液容量瓶中,各精密加入钼酸铵硫酸试液 2.5 mL 与 1-氨基-2-萘酚-4-磺酸溶液 1 mL,加水至刻度,摇匀,在 20 ℃ 放置 30～50 min。照紫外分光光度法,在 740 nm 波长处测定吸光度,供试品溶液的吸光度不得大于对照品溶液的吸光度。

2) 盐酸去氧肾上腺素中"酮体"的检查(紫外分光光度法)

取本品 2.0 g,置 100 mL 容量瓶中,加水溶解并稀释至刻度,摇匀,精密量取 10 mL,用 0.01 mol/L 盐酸溶液稀释至 50 mL,摇匀。照紫外-可见分光光度法,在 310 nm 波长处测定吸光度。《中国药典(2010 年版)》规定其吸光度不得大于 0.20。

3) 盐酸哌唑嗪片中"有关物质"的检查(薄层色谱法)

(1)供试品溶液的制备　精密称取本品适量,加三氯甲烷-甲醇-二乙胺(10∶10∶1)溶液制成 1 mL 中含 5 mg 的溶液,作为供试品溶液。

(2)对照品溶液的制备　精密量取供试品溶液适量,加三氯甲烷-甲醇-二乙胺(10∶10∶1)溶液稀释成 1 mL 中含 50 μg 的溶液,作为对照品溶液。

(3)杂质限量检查　照薄层色谱法试验,吸取上述两种溶液各 10 μL,分别点于同一硅胶 GF$_{254}$ 薄层板上,以乙酸乙酯-二乙胺(95∶5)为展开剂,展开,晾干,置于紫外光灯(254

nm)下检视。供试品溶液如显杂质斑点,与对照品溶液的主斑点比较,不得更深。

4) 奥美拉唑肠溶胶囊中"有关物质"的检查(高效液相色谱法)

(1) 供试品溶液的制备 取本品 20 粒的内容物,精密称定,研细,精密称取适量(约相当于奥美拉唑 10 mg),置 50 mL 容量瓶中,加流动相 0.01 mol/L 磷酸氢二钠溶液(用磷酸调节 pH 值至 7.6)-乙腈(75∶25)适量,超声处理使奥美拉唑溶解,加流动相稀释至刻度,摇匀,高速离心(13000 r/min)10 min,取上清液作为供试品溶液。

(2) 对照品溶液的制备 精密量取上述上清液 1 mL,置 100 mL 容量瓶中,用流动相稀释至刻度,摇匀,作为对照品溶液。

(3) 杂质限量检测 另取奥美拉唑对照品 1 mg 与奥美拉唑磺酰化物(5-甲氧基-2-[[(4-甲氧基-3,5-二甲基-2-吡啶基)-甲基]-磺酰基]-1H 苯并咪唑)对照品 1 mg,加流动相溶解至 10 mL,摇匀,取 20 μL 注入液相色谱仪,照高效液相色谱法测定。以辛烷基硅烷键合硅胶为填充剂,0.01 mol/L 磷酸氢二钠溶液(用磷酸调节 pH 值至 7.6)-乙腈(75∶25)为流动相,检测波长为 280 nm。理论板数按奥美拉唑峰计算不低于 2000,奥美拉唑峰与奥美拉唑磺酰化物峰的分离度应大于 2.0。取对照品溶液 20 μL 注入液相色谱仪,调节灵敏度,使主成分色谱峰的峰高约为满量程的 15%;再精密量取供试品溶液和对照品溶液各 20 μL,分别注入液相色谱仪,记录色谱图至主成分峰保留时间的 2 倍。供试品溶液的色谱图中如有杂质峰,单个杂质峰面积不得大于对照品溶液主峰面积(1.0%),各杂质峰面积的和不得大于对照品溶液主峰面积的 2 倍(2.0%)。

5. 注意事项

(1) 在对奥美拉唑肠溶胶囊中有关物质的检查中,溶液的配制应避光操作。

(2) 制备的薄板应表面平整、厚薄一致,没有气泡和裂纹。在薄层色谱试验中,展开剂展开时薄板浸没下端的高度不宜超过 0.5 cm,薄板上的原点不能浸入展开剂中。

思考题

(1) 薄层色谱法常用于检查药物中的特殊杂质,按操作方法有哪几种类型?

(2) 在使用高效液相色谱法检查奥美拉唑肠溶胶囊中"有关物质"时,配制奥美拉唑与奥美拉唑磺酰化物对照品溶液的作用是什么?

(永州职业技术学院 王文渊)

实训十 注射用头孢唑林钠的水分的检查(费休氏水分测定法)

【技能目标】

(1) 掌握费休氏水分测定仪的操作方法。

(2) 掌握费休氏试液的配制与标定方法。

【知识目标】

(1) 理解费休氏水分测定法的基本原理。

(2) 掌握费休氏水分测定法的步骤与使用条件。

(3) 掌握注射用头孢唑林钠进行水分检查的目的和意义。

【实训内容】

1. 实验原理

药物中的水分包括结晶水和吸附水。过多的水分不仅可降低药物的含量,还可导致药物的水解和霉变,从而影响药物的疗效。《中国药典(2010 年版)》规定,采用费休氏法(第一法)和甲苯法(第二法)测定药物中的水分。

费休氏水分测定是非水溶液中的氧化还原滴定,测定时,利用碘氧化二氧化硫时需要一定量的水分参加反应。

$$I_2 + SO_2 + H_2O \longrightarrow 2HI + SO_3$$

由于上述反应可逆,为了使反应向右进行完全,加入无水吡啶定量地吸收 HI 和 SO_3,形成氢碘酸吡啶和硫酸酐吡啶。

$$I_2 + SO_2 + H_2O + 3C_5H_5N \longrightarrow 2C_5H_5N \cdot HI + C_5H_5N \cdot SO_3$$

生成的硫酸酐吡啶不够稳定,加入无水甲醇可使其变成稳定的甲基硫酸氢吡啶。

$$C_5H_5N \cdot SO_3 + CH_3OH \longrightarrow C_5H_5N \cdot HSO_4CH_3$$

总反应为

$$I_2 + SO_2 + 3C_5H_5N + CH_3OH + H_2O \longrightarrow 2C_5H_5N \cdot HI + C_5H_5N \cdot HSO_4CH_3$$

由上述反应式可知:1 mol 水需要 2 mol 碘、1 mol 二氧化硫、3 mol 吡啶和 1 mol 甲醇。因此,将碘、二氧化硫、吡啶和甲醇按一定比例配制成标准滴定液(称为费休氏试液)。根据消耗费休氏试液的体积,即可计算出供试品中水分的含量。

2. 仪器与用具

费休氏水分测定仪、天平、具塞锥形瓶。

3. 试液与试药

注射用头孢唑林钠、碘、二氧化硫、吡啶、甲醇和重蒸馏水。

4. 操作方法

1) 费休氏试液的制备

称量碘 110 g,置于干燥具塞锥形瓶中,加无水吡啶 160 mL,冷却,振摇至碘全部溶解后,加无水甲醇 300 mL,称定重量,将锥形瓶置水浴中冷却,在避免空气和水分侵入的条件下,通入干燥的二氧化硫至重量增加 72 g,再加无水甲醇使成 1000 mL,密塞,摇匀,暗处放置 24 h。

2) 费休氏试液的标定

取干燥的具塞玻璃瓶,精密称取重蒸馏水约 30 mg,加无水甲醇 2~5 mL,摇匀,用费休氏水分测定仪直接滴定至终点,同时另做空白试验,按下式计算费休氏试液的滴定度:

$$F = \frac{W}{A - B}$$

式中:F 为 1 mL 费休氏试液相当于水的重量,mg;

W 为重蒸馏水的重量,mg;

  A 为滴定所消耗的费休氏试液的体积,mL;

  B 为空白所消耗的费休氏试液的体积,mL。

 3）水分的测定

  取供试品 1.0 g,精密称定,置干燥具塞锥形瓶中,加无水甲醇 5 mL 充分振摇溶解后,用费休氏水分测定仪直接滴定至终点,同时以空白试验进行校正,按下式计算供试品中水分的含量(含水量不得过 3.0%):

$$供试品中水分的含量（\%）=\frac{(V_A-V_B)F}{W}\times100\%$$

式中:V_A 为供试品所消耗的费休氏试液的体积,mL;

  V_B 为空白所消耗的费休氏试液的体积,mL;

  F 为 1 mL 费休氏试液相当于水的重量,mg;

  W 为供试品的重量,mg。

5．注意事项

 （1）费休氏试液亲水力极强,所以在配制、标定和滴定过程中所用试剂及仪器均应干燥。费休氏试液应避光、密封,置阴凉干燥处保存。

 （2）碘使用前应置于浓硫酸干燥器内干燥 48 h 以上,临用前标定浓度。

 （3）供试品的取样量可根据费休氏试液 F 的值及供试品的含水量来确定。一般以消耗费休氏试液 1～5 mL 为宜,F 的值在 4.0 mg/mL 左右为宜。整个操作过程应迅速,且不宜在阴雨天或空气湿度太大时进行。

思考题

 （1）注射用头孢唑林钠为什么要进行水分的检查?

 （2）实验溶解样品的溶剂是使用无水甲醇,能使用 95% 的乙醇吗? 为什么?

（永州职业技术学院　王文渊）

第五章 含量测定

药物的含量测定是指用适当的化学分析方法、仪器分析方法或生物测定方法对药物中的有效成分或指标性成分进行定量分析,以确定药物的含量是否符合质量标准的规定。含量测定是判断药物优劣、评价药物质量和保证药物疗效的重要手段,药物原料一般采取滴定分析法,制剂一般采用仪器分析法,仪器分析法主要包括紫外-可见分光光度法、气相色谱法、高效液相色谱法。

实训十一 阿司匹林的含量测定

【技能目标】
(1) 会正确使用碱式滴定管。
(2) 会正确判断终点的颜色。
(3) 正确地记录数据、处理数据、计算结果。

【知识目标】
(1) 学习阿司匹林原料药含量的测定方法。
(2) 学习利用滴定法分析药品质量。

【实训内容】

1. 实验原理

阿司匹林原料药具有酸性,一般采用酸碱滴定法,用氢氧化钠为滴定液,酚酞为指示剂,中性乙醇为溶剂,根据氢氧化钠滴定液消耗的体积,计算阿司匹林的含量(《中国药典(2010年版)》规定阿司匹林含量不得少于99.5%)。

$$\text{COOH} \quad \text{OCOCH}_3 + NaOH \longrightarrow \text{COONa} \quad \text{OCOCH}_3 + H_2O$$

2. 仪器与用具

50 mL 碱式滴定管、250 mL 锥形瓶、称量瓶、分析天平(感量 0.1 mg)。

3. 试液与试药

阿司匹林原料、乙醇、酚酞指示液、氢氧化钠滴定液(0.1 mol/L)。

4. 操作方法

取阿司匹林约 400 mg,精密称定,加中性乙醇(对酚酞指示液显中性)20 mL 溶解后,加酚酞指示液 3 滴,用氢氧化钠滴定液(0.1 mol/L)滴定,1 mL 氢氧化钠滴定液(0.1 mol/L)相当于 18.02 mg 的 $C_9H_8O_4$。

5. 计算公式

$$阿司匹林的含量(\%)=\frac{VTF}{m}\times100\%$$

式中:V 为样品测定时消耗的氢氧化钠滴定液的体积,mL;

$\quad F$ 为氢氧化钠滴定液的浓度校正因数;

$\quad T$ 为滴定度(即 18.02 mg/mL);

$\quad m$ 为供试品的取样量,mg。

6. 注意事项

(1) 滴定应在不断振摇下稍快地进行,以防止局部碱度过大而促使阿司匹林水解。

(2) 中性乙醇(对酚酞显中性)的配制:取乙醇 300 mL,加三滴酚酞指示液,用氢氧化钠滴定液(0.1 mol/L)滴定至浅红色即可。

思考题

(1) 为什么要用中性乙醇为溶剂?

(2) 取本品约 400 mg,精密称定,取样范围是多少?

(邢台医学高等专科学校　程艳)

实训十二　氯化钠注射液的含量测定

【技能目标】

(1) 学会吸附指示剂法的基本操作。

(2) 会正确判断终点的颜色。

(3) 正确地记录数据、处理数据、计算结果。

【知识目标】

(1) 掌握硝酸银滴定液的配制。

(2) 掌握吸附指示剂法测定氯化钠注射液含量的原理和方法。

(3) 掌握吸附指示剂法测定氯化钠注射液含量的注意事项。

【实训内容】

1. 实验原理

吸附指示剂法是利用沉淀对有机染料的吸附而改变颜色来指示终点的方法。

吸附指示剂是一种有机染料,在溶液中离解出的离子呈现一种颜色,当它被带相反电荷的胶粒吸附时,将产生另外一种有色的吸附化合物,根据颜色变化指示滴定终点。

用硝酸银滴定液测定氯化钠注射液的含量,选用荧光黄为指示剂,用 HFI 表示。在水溶液中可部分离解为荧光黄阴离子(FI^-),呈黄绿色。在化学计量点前,溶液中存在未滴定完的 Cl^-,此时氯化银胶粒优先吸附 Cl^- 而使胶粒带上负电荷,由于带负电荷的胶粒与荧光黄阴离子(FI⁻)为同种电荷,互相排斥,所以,在终点前荧光黄阴离子(FI⁻)不被吸附,溶液显黄绿色。当滴定至稍过计量点时,溶液中有微过量的 Ag^+,此时氯化银胶粒优先吸附 Ag^+ 而使胶粒带上正电荷,带正电荷的胶粒即刻吸附带负电荷的荧光黄阴离子(FI⁻),导致荧光黄的结构发生变化,荧光黄从黄绿色变为粉红色指示终点到达。反应式如下:

滴定前 $HFI \rightleftharpoons H^+ + FI^-$(呈黄绿色)

终点前   (AgCl)·Cl⁻ + FI⁻(仍然呈黄绿色)

终点时   (AgCl)·Ag⁺ + $FI^- \rightleftharpoons$ (AgCl)·Ag⁺·FI⁻(粉红色)

《中国药典(2010年版)》规定本品含氯化钠应为 0.850%～0.950%(g/mL)。

2. 仪器与用具

分析天平、酸式滴定管(25 mL,棕色)、吸量管(10 mL)、量筒(15 mL、5 mL)、锥形瓶(250 mL)。

3. 试液与试药

氯化钠注射液(10 mL:90 mg)、硝酸银滴定液(0.1 mol/L)、2%糊精溶液、2.5%硼砂溶液、荧光黄指示液。

4. 操作方法

(1) 硝酸银滴定液(0.1 mol/L)的配制:取硝酸银 17.5 g,加水适量使溶解成 1000 mL,摇匀。

(2) 氯化钠注射液的含量测定:精密量取本品 10 mL,加水 40 mL,2%糊精溶液 5 mL,2.5%硼砂溶液 2 mL 与荧光黄指示液 5～8 滴,用硝酸银滴定液(0.1 mol/L)滴定。1 mL 硝酸银滴定液(0.1 mol/L)相当于 5.844 mg 的 NaCl。

(3) 平行测定三次,取平均值,并计算相对平均偏差。

5. 计算公式

$$本品含量占标示量的百分比(\%) = \frac{V \times F \times T \times 每支装量(mL)}{标示量(mg) \times 取样量(mL)} \times 100\%$$

式中:V 为消耗硝酸银滴定液的体积,mL;

      F 为硝酸银滴定液的浓度校正因数;

      T 为滴定度,mg/mL。

6. 注意事项

(1) 硝酸银滴定液见光容易分解,滴定时尽量避免强光照射。

(2) 此方法不能在强碱溶液中进行,要控制好溶液的 pH 值。

思考题

(1) 测定氯化钠含量时,加入糊精溶液的目的是什么?

(2) 测定氯化钠含量时,加入硼砂溶液的目的是什么?

(湖北职业技术学院　胡柏林)

实训十三　维生素C注射液的含量测定

【技能目标】

(1) 学会碘量法的基本操作。

(2) 会正确判断终点的颜色。

(3) 正确地记录数据、处理数据、计算结果。

【知识目标】

(1) 掌握碘滴定液的配制。

(2) 掌握碘量法测定维生素C的含量的原理和方法。

(3) 掌握碘量法测定维生素C的含量的注意事项。

【实训内容】

1. 实验原理

电对电位低的较强还原性物质,可用碘标准溶液直接滴定,这种滴定方法称为直接碘量法。维生素$C(C_6H_8O_6)$又称抗坏血酸,其分子中的烯二醇基具有较强的还原性,能被I_2定量氧化成二酮基,所以可用直接碘量法测定其含量。反应式如下:

从反应式可知,在碱性条件下,有利于反应向右进行。但由于维生素C的还原性很强,即使在弱酸性条件下,此反应也能进行得相当完全。在中性或碱性条件下,维生素C易被空气中的氧氧化而产生误差,尤其在碱性条件下,误差更大。故该滴定反应在酸性溶液中进行,以减慢副反应的速度(《中国药典(2010年版)》规定本品含维生素C应为标示量的$93.0\%\sim107.0\%$)。

2. 仪器与用具

分析天平、棕色酸式滴定管(25 mL)、移液管(2 mL)、量筒(15 mL、5 mL)、锥形瓶(250 mL)、碘量瓶。

3. 试液与试药

维生素C注射液(20 mL:2.5 g)、碘滴定液(0.05 mol/L)、稀醋酸、丙酮、淀粉指示剂。

4. 操作方法

(1) 碘标准溶液(0.05 mol/L)的配制:取碘13.0 g,加KI 36 g和水50 mL溶解后,加盐酸3滴与水适量使成1000 mL,摇匀,用垂熔玻璃滤器过滤。

(2) 维生素C注射液的含量测定:精密量取维生素C注射液适量(约相当于维生素C 0.2 g),置于250 mL锥形瓶中,加入新煮沸并放冷至室温的纯化水15 mL与丙酮2 mL,摇匀,放置5 min,加稀醋酸4 mL与淀粉指示液1 mL,用碘滴定液(0.05 mol/L)滴定,至溶液显蓝色并持续30 s不褪,即为终点。记录所消耗的碘滴定液的体积。1 mL碘滴定液(0.05

mol/L)相当于 8.806 mg 的 $C_6H_8O_6$。

（3）平行测定三次，取平均值，并计算相对平均偏差。

5. 计算公式

$$本品含量占标示量的百分比(\%)=\frac{V\times F\times T\times 每支装量(mL)}{标示量(mg)\times 取样量(mL)}\times 100\%$$

式中：V 为消耗碘滴定液的体积，mL；

$\quad$ F 为碘滴定液的浓度校正因数；

$\quad$ T 为滴定度，mg/mL。

6. 注意事项

（1）在配制碘滴定液时，将碘加入浓 KI 溶液后，必须搅拌至碘完全溶解后才能加水稀释。若过早稀释，碘极难完全溶解。

（2）碘有腐蚀性，应在干净的表面皿上称取。

（3）维生素 C 溶解后，易被空气氧化而引入误差。所以，应移取 1 份就滴定 1 份，不要 3 份同时移取。

思考题

（1）配制碘标准溶液时，为什么要加入盐酸？

（2）测定维生素 C 的含量时，为何要用新煮沸并放冷的纯化水溶解样品？

（邢台医学高等专科学校　程艳）

 实训十四　盐酸金刚烷胺糖浆的含量测定

【技能目标】

（1）学会非水酸碱滴定法的基本操作。

（2）会正确判断终点的颜色。

（3）正确地记录数据、处理数据、计算结果。

【知识目标】

（1）掌握高氯酸滴定液的配制。

（2）掌握非水酸碱滴定法测定盐酸金刚烷胺糖浆含量的原理和方法。

（3）掌握非水酸碱滴定法测定盐酸金刚烷胺糖浆含量的注意事项。

【实训内容】

1. 实验原理

有些物质虽然具有酸碱性，但是在水中的溶解度不大，或者在水中的酸碱性太弱，不适合在水溶液中滴定。这时，可采用非水溶剂为介质，以增大物质的溶解度，或改变物质的酸碱性，扩大酸碱滴定的范围。本品就是采用无水冰醋酸为溶剂，以高氯酸为滴定液，结晶紫为指示剂测定其含量的。《中国药典（2010 年版）》规定含盐酸金刚烷胺应为标示量的

93.0%～107.0%。

2．仪器与用具

分析天平、棕色酸式滴定管(10 mL)、内容量吸量管(20 mL)、量筒(15 mL)、锥形瓶(100 mL)、分液漏斗。

3．试液与试药

盐酸金刚烷胺糖浆(10 mL：50 mg)、高氯酸滴定液(0.1 mol/L)、20%氢氧化钠溶液、乙酸乙酯、无水冰醋酸、结晶紫指示液。

4．操作方法

(1) 高氯酸滴定液(0.1 mol/L)的配制：取无水冰醋酸(按含水量计算,1 g 水加醋酐 5.22 mL)750 mL,加入高氯酸(70%～72%)8.5 mL,摇匀,在室温下缓缓滴加醋酐 23 mL,边加边摇,加完后再振摇均匀,放冷,加无水冰醋酸适量使成 1000 mL,摇匀,放置 24 h。

(2) 盐酸金刚烷胺糖浆的含量测定：用内容量吸量管,精密量取本品 50 mL(约相当于盐酸金刚烷胺 250 mg),置分液漏斗中,用水少量分次洗净吸量管内壁,洗液并入分液漏斗中,再加 20%氢氧化钠溶液 13 mL,摇匀,精密加入乙酸乙酯 40 mL,振摇 15 min,静置,分层后,精密量取乙酸乙酯层液 20 mL,置预先盛有冰醋酸 50 mL 的锥形瓶中,加结晶紫指示液 2 滴,用高氯酸滴定液(0.1 mol/L)滴定至溶液由紫色变为蓝色,并将滴定的结果用空白试验校正。1 mL 高氯酸滴定液(0.1 mol/L)相当于 18.77 mg 的 $C_{10}H_{17}N \cdot HCl$。

(3) 平行测定三次,取平均值,并计算相对平均偏差。

5．计算公式

$$本品含量占标示量的百分比(\%) = \frac{V \times F \times T \times 平均装量(mL)}{标示量(mg) \times 取样量(mL)} \times 100\%$$

式中：V 为消耗高氯酸滴定液的体积,mL;

F 为高氯酸滴定液的浓度校正因数;

T 为滴定度,mg/mL。

6．注意事项

(1) 所用仪器用具均应干燥,试剂的含水量应在 0.2%以下。

(2) 滴定法测定含量均需同时做空白试验对照,以消除试剂引入的误差。

(3) 滴定操作应在 18 ℃以上室温进行。因冰醋酸流动较慢,滴定到终点后应稍待一会再读数。

思考题

(1) 非水碱量法为什么需做空白试验？空白试验如何操作？

(2) 使用非水碱量法测定含量的药物,其化学结构有什么特点？

(湖北职业技术学院　胡柏林)

实训十五　葡萄糖酸钙口服液的含量测定

【技能目标】

(1) 会正确使用酸式滴定管,会正确判断滴定终点的颜色。

(2) 理解药品质量检验的基本程序,会记录数据、处理数据、计算结果。

【知识目标】

(1) 掌握配位滴定法的基本理论。

(2) 掌握葡萄糖酸钙口服液的含量测定的原理、方法与操作技能。

(3) 掌握检验结果的处理与判断,能够规范地书写检验原始记录及检验报告单。

【实训内容】

1. 实验原理

葡萄糖酸钙口服液为无色至淡黄色黏稠液体,气芳香,味甜,主要成分为葡萄糖酸钙,辅料为乳酸、氢氧化钙、甜菊糖苷、香精。葡萄糖酸钙口服液为矿物质类非处方药品,主要用于预防和治疗钙缺乏症,如骨质疏松、手足抽搐症、骨发育不全、佝偻病,以及儿童、妊娠和哺乳期妇女、绝经期妇女、老年人钙的补充。

在 pH 值为 12～13 时,钙紫红素指示剂呈纯蓝色,它与 Ca^{2+} 形成的配合物呈紫红色。若加入钙紫红素指示剂后,用乙二胺四乙酸二钠(EDTA)滴定 Ca^{2+},滴定前 EDTA 与少量的 Ca^{2+} 配位结合呈紫红色,大部分 Ca^{2+} 处于游离状态。随着 EDTA 的滴入,游离的 Ca^{2+} 逐步形成 Ca-EDTA。等游离 Ca^{2+} 几乎完全配位后,继续滴入 EDTA 时,由于 EDTA 与 Ca^{2+} 形成的配合物的稳定常数大于钙紫红素指示剂与 Ca^{2+} 的配合物的稳定常数,因此钙紫红素游离出来,溶液显纯蓝色,指示滴定终点到达。滴定反应为

滴定前：　　　　　$Ca^{2+} + HIn^{2-} \rightleftharpoons CaIn^- + H^+$

　　　　　　　　　　纯蓝色　　　紫红色

终点前：　　　　　$Ca^{2+} + H_2Y^{2-} \rightleftharpoons CaY^{2-} + 2H^+$

终点时：　　　　　$CaIn^- + H_2Y^{2-} \rightleftharpoons CaY^{2-} + HIn^{2-} + H^+$

　　　　　　　紫红色　　　　　　　　　　纯蓝色

《中国药典(2010 年版)》规定本品含量为 $9.00\% \sim 10.50\%$ (g/mL)。

2. 仪器与用具

酸式滴定管(50 mL)、移液管(5 mL)、锥形瓶、烧杯、分析天平。

3. 试液与试药

葡萄糖酸钙口服液、氢氧化钠试液、钙紫红素指示剂、乙二胺四乙酸二钠滴定液(0.05 mol/L)、蒸馏水。

4. 操作方法

用移液管量取本品 5.0 mL,置锥形瓶中,加水稀释使成 100 mL,加氢氧化钠试液 15 mL 与钙紫红素指示剂 0.1 g,用乙二胺四乙酸二钠滴定液(0.05 mol/L)滴定至溶液自紫红色转变为纯蓝色。1 mL 乙二胺四乙酸二钠滴定液(0.05 mol/L)相当于 22.42 mg 的 $C_{12}H_{22}CaO_{14} \cdot H_2O$。

5. 计算公式

$$葡萄糖酸钙的含量(\%) = \frac{V \times T \times F}{5.0} \times 100\%$$

式中:V 为消耗的乙二胺四乙酸二钠滴定液的体积,mL;

　　T 为 22.42 mg/mL;

　　F 为乙二胺四乙酸二钠滴定液的浓度校正因数。

6. 注意事项

由于 Ca^{2+} 和铬黑 T 的配合物不稳定,所以测定 Ca^{2+} 多用钙紫红素指示剂,在 pH12～13 时测定。

思考题

(1) 用 EDTA 滴定时为什么要加入氢氧化钠试液? 能否用氢氧化钙代替?

(2) 用 EDTA 滴定 Ca^{2+} 时为什么不使用常用的铬黑 T 作为指示剂? 若使用铬黑 T 作为指示剂,对实验结果会有什么影响?

(安徽医学高等专科学校　黄平)

实训十六　苯酚含量的测定

【技能目标】

(1) 学会空白试验的方法和应用。

(2) 会正确判断终点的颜色。

(3) 正确地记录数据、处理数据、计算结果。

【知识目标】

(1) 掌握溴滴定液的配制方法。

(2) 掌握硫代硫酸钠滴定液的配制方法。

(3) 掌握溴量法测定苯酚含量的原理、方法和注意事项。

【实训内容】

1. 实验原理

$KBrO_3$ 与 KBr 在酸性介质中反应,可产生相当量的 Br_2。Br_2 与苯酚发生取代反应,生成稳定的三溴苯酚,反应如下。

$$KBrO_3 + 5KBr + 6HCl = 3Br_2 + 6KCl + 3H_2O$$

若加入过量的 Br_2 与苯酚反应,剩余的 Br_2 用过量的 KI 还原,析出的 I_2 可用 $Na_2S_2O_3$ 滴定溶液滴定。

$$Br_2 + 2KI = I_2 + 2KBr$$
$$I_2 + 2Na_2S_2O_3 = Na_2S_4O_6 + 2NaI$$

《中国药典(2010 年版)》规定本品含 C_6H_6O 不得少于 99.0%。

2. 仪器与用具

碘量瓶、量筒(100 mL)、烧杯(250 mL)、容量瓶(250 mL)、称量瓶、分析天平。

3. 试液与试药

苯酚试样、固体 $KBrO_3$、KBr、浓盐酸、KI 溶液(100 g/L)、NaOH 溶液(100 g/L)、$Na_2S_2O_3$ 滴定液($c(Na_2S_2O_3)=0.1$ mol/L)、淀粉指示液(5 g/L)、三氯甲烷。

4. 操作方法

(1) 硫代硫酸钠滴定液(0.1 mol/L):取硫代硫酸钠 26 g 与无水碳酸钠 0.20 g,加新沸过的冷水适量使溶解成 1000 mL。

(2) 溴滴定液(0.05 mol/L):取溴酸钾 3.0 g 与溴化钾 15 g,加水适量使溶解成 1000 mL。

(3) 苯酚含量的测定:取苯酚试样 0.15 g,精密称定,置 100 mL 容量瓶中,加水适量使溶解并稀释至刻度,摇匀;精密量取 25 mL,至碘量瓶中,精密加入溴滴定液(0.05 mol/L) 30 mL,再加入盐酸 5 mL,立即密塞,振摇 30 min,静置 15 min 后,注意微开瓶塞,加碘化钾试液 6 mL,立即密塞,充分振摇后,加三氯甲烷 1 mL,摇匀,用硫代硫酸钠滴定液(0.1 mol/L) 滴定,至近终点时,加淀粉指示液,继续滴定至蓝色消失,并将滴定结果用空白试验校正。 1 mL 溴滴定液(0.05 mol/L)相当于 1.569 mg 的 C_6H_6O。

5. 计算公式

$$苯酚含量(\%) = \frac{(V_{空白} - V_{测}) \times 1.569 \text{ mg/mL} \times F}{取样量(mg)} \times 100\%$$

式中:$V_{空白}$ 为空白试验消耗的硫代硫酸钠滴定液的体积,mL;

$V_{测}$ 为实际测定消耗的硫代硫酸钠滴定液的体积,mL;

F 为硫代硫酸钠滴定液的浓度校正因数。

6. 注意事项

(1) $KBrO_3$-KBr 溶液酸化时立刻有 Br_2 产生,因此应立即盖好瓶口并水封,以免 Br_2 挥发损失。

(2) 在放置过程中,应经常摇动,防止三溴苯酚结成大块沉淀而包藏 I_2,造成分析结果偏高。

(3) 滴定速度为先快后慢,尤其邻近终点时应缓慢滴定,否则易滴过终点。

思考题

(1) 本实验做空白试验的目的是什么?

(2) 本实验使用的 $KBrO_3$-KBr 标准溶液是否需要标定出准确浓度?为什么?

(3) 实验时加入三氯甲烷的目的是什么?

(4) 本实验方法中先加入试样,再加 $KBrO_3$-KBr 标准溶液,后加 HCl,为什么要这样做?

（邢台医学高等专科学校　程艳）

实训十七　注射用盐酸普鲁卡因的含量测定（永停滴定法）

【技能目标】

(1) 掌握容量分析法的含量计算公式。

(2) 掌握永停滴定法的操作技能。

【知识目标】

(1) 掌握注射用盐酸普鲁卡因的含量测定方法。

(2) 掌握亚硝酸钠滴定法的基本原理及方法。

(3) 掌握永停滴定法指示终点的原理及方法。

【实训内容】

1. 实验原理

$$\left[H_2N-\!\!\!\!\raisebox{0pt}{⬡}\!\!\!\!-COOCH_2CH_2N(C_2H_5)_2 \right] \cdot HCl$$

盐酸普鲁卡因

酸性溶液中芳伯氨基药物与 $NaNO_2$ 定量反应，生成重氮化合物：

$$Ar\text{-}NH_2 + NaNO_2 + 2HCl \longrightarrow Ar\text{-}N_2^+Cl^- + NaCl + 2H_2O$$

盐酸普鲁卡因分子结构中具有芳伯氨基，在酸性条件下可与亚硝酸钠定量反应生成重氮化合物，可采用永停滴定法指示终点。永停滴定法采用两个相同的铂电极：当在两个电极间加一低电压（约 50 mV）时，并串联一个微电流计，电极浸在被滴定液中，若电极在溶液中极化，终点前，线路上无电流或仅有很小的电流流过微电流计，指针为零，电流计指针不发生偏转或偏转后即回复到初始位置；但当到达滴定终点时，滴定液略有过剩，使电极去极化发生氧化还原反应，线路中有电流通过，电流计指针突然偏转，并不再回复，即为滴定终点（图 5-1）。《中国药典（2010 年版）》规定，本品粉针剂按干燥品计算，含盐酸普鲁卡因（$C_{13}H_{20}N_2O_2 \cdot HCl$）应为标示量的 90.0% ～ 110.0%。

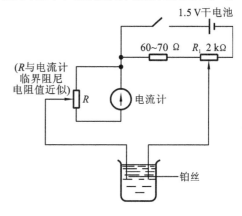

图 5-1　永停滴定仪原理图

2. 仪器与用具

ZYT-1 自动永停滴定仪、206 电导电极、酸式滴定管、移液管、烧杯（100 mL）、量筒（50 mL）、电子天平等。

3. 试液与试药

注射用盐酸普鲁卡因（规格为每瓶 1 g）、盐酸溶液（1→2）、亚硝酸钠滴定液（0.1 mol/L）、溴化钾。

4. 操作方法

精密量取本品适量(约相当于盐酸普鲁卡因 0.6 g),置小烧杯中,加水 40 mL 与盐酸溶液(1→2)15 mL,置磁力搅拌器上搅拌使溶解,再加溴化钾 2 g,按照永停滴定法插入铂-铂电极(206 电导电极)后,将滴定管尖端插入液面下约 2/3 处,在 15～25 ℃用亚硝酸钠滴定液(0.1 mol/L)滴定,随滴随搅拌,至近终点时将滴定管尖端提出液面,用少量水淋洗。继续缓缓滴定,至仪器红色终点指示灯亮,即为终点,记录消耗亚硝酸钠滴定液的体积。1 mL 亚硝酸钠滴定液(0.1 mol/L)相当于 27.28 mg 的盐酸普鲁卡因($C_{13}H_{20}N_2O_2 \cdot HCl$)。

5. 计算公式

$$\text{本品含盐酸普鲁卡因占标示量的百分比}(\%) = \frac{V \times F \times T \times \text{平均装量(mL)}}{\text{标示量(mg)} \times \text{取样量(mL)}} \times 100\%$$

式中:V 为消耗的亚硝酸钠滴定液的体积,mL;

T 为 27.28 mg/mL;

F 为亚硝酸钠滴定液的实际浓度与标准浓度之比。

6. 注意事项

(1) 滴定管的尖端插入液面下约 2/3 处。

(2) 铂电极在使用前可用加有少量三氯化铁的硝酸或铬酸液浸洗活化。

(3) 滴定时电磁搅拌的速度不宜过快,以不产生空气旋涡为宜。

(4) 加入适量溴化钾可加快重氮化反应的速度:

$$HNO_2 + HBr \longrightarrow NOBr + H_2O$$

思考题

(1) 亚硝酸钠滴定法的基本原理是什么?

(2) 影响重氮化反应速度的因素有哪些?

(3) 永停滴定法与电位滴定法指示终点的原理有何不同?

(安徽医学高等专科学校　黄平)

附: ZYT-1 自动永停滴定仪操作规程

1. 仪器安装

(1) 将盛装好滴定液并排出气泡的滴定管固定在支撑杆的滴定管夹上,把乳胶管套在滴定管的尖端(图 5-2)。

(2) 接通电源,打开仪器开关,预热仪器一段时间。

2. 仪器检查

(1) 开启电源开关,按"手动"键后,则黄色指示灯亮,听到电磁阀"嘀嗒"动作声音,有滴定液流出。

（2）按"自动"键后,调节电磁阀上的螺丝旋钮松紧度,使滴定液的流速控制在慢滴时液滴以 1～2 滴每秒的速度滴下,快滴时液滴成直线。

（3）检查搅拌装置,观察是否运转正常。

3. 赶气泡,安装电极

（1）按"自动"键,使滴定液快速流出,排除滴定管尖端和乳胶管中的小气泡。

（2）打开搅拌仪的旋钮,调节到中等转速,搅拌待测液。

（3）安装活化的"206 型电极",将"206 型电极"夹在电极夹上,把滴定管下降到待测液的液面以下 2/3 处。

注意电极活化时间不宜过长,过长会影响分析,使电极的铂片与烧杯的水流方向一致,电极应处于溶液旋涡下游的位置,便于滴定液迅速分散均匀。

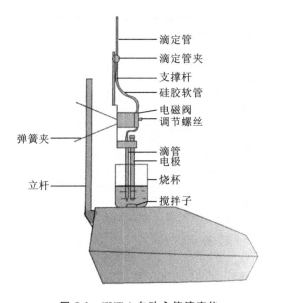

图 5-2 ZYT-1 自动永停滴定仪

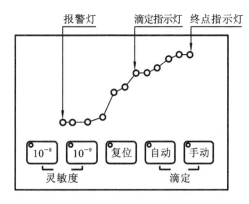

图 5-3 控制面板示意图

4. 滴定操作

（1）按下仪器"灵敏度 10^{-9}"（图 5-3）,调节仪器灵敏度。

（2）读取滴定液初始读数后,按"自动"键开始滴定,待红色指示灯亮起（红色指示灯亮起后 90 s 左右仪器会有蜂鸣声响）。

（3）滴定完成后,按"复位"键,终止滴定,并读取记录滴定液的末读数。

（4）实验完毕,关闭电源,取出"206 型电极",洗净并放入仪器盒子中,清洗滴定管,罩上防尘罩。

注:后一组测定样品时就不需要每次调节滴速、灵敏度等仪器参数了。

（安徽医学高等专科学校 黄平）

实训十八　对乙酰氨基酚片的含量测定

【技能目标】

（1）掌握紫外-可见分光光度计的使用方法。

（2）掌握对乙酰氨基酚片含量计算公式。

（3）掌握过滤、稀释等基本操作技能。

【知识目标】

掌握对乙酰氨基酚片的含量测定原理及方法。

【实训内容】

1. 实验原理

对乙酰氨基酚的结构式如下：

$$HO-\!\!\!\!\bigcirc\!\!\!\!-NHCOCH_3$$

该结构中含有苯环，故对乙酰氨基酚在 0.4％氢氧化钠溶液中有紫外吸收，并且在 257 nm 波长处有最大吸收。照紫外分光光度法在 257 nm 波长处测定吸光度，按 $C_8H_9NO_2$ 的吸收系数（$E_{1cm}^{1\%}$）为 715 计算可得到对乙酰氨基酚的含量。该方法灵敏度高，操作简便，被广泛用于对乙酰氨基酚及其制剂的含量测定。《中国药典（2010 年版）》规定本品含对乙酰氨基酚应为标示量的 95.0％～105.0％。

2. 仪器与用具

紫外-可见分光光度计、分析天平、容量瓶（250 mL、100 mL）、移液管（5 mL）。

3. 试液与试药

对乙酰氨基酚片（0.3 g）、0.4％氢氧化钠溶液。

4. 操作过程

取本品 20 片，精密称定，研细，精密称取适量（约相当于对乙酰氨基酚 40 mg）至 250 mL 容量瓶中，加 0.4％氢氧化钠溶液 50 mL 与水 50 mL，振摇 15 min，加水至刻度，摇匀，过滤，精密量取续滤液 5 mL，置 100 mL 容量瓶中，加 0.4％氢氧化钠溶液 10 mL，加水至刻度，摇匀，照紫外-可见分光光度法在 257 nm 波长处测定吸光度 A，按 $C_8H_9NO_2$ 的吸收系数 $E_{1cm}^{1\%}$ 为 715 进行结果计算。

平行测定两次，取其平均值。

5. 计算公式

$$本品含对乙酰氨基酚占标示量的百分比（％）=\frac{\dfrac{A}{E_{1cm}^{1\%}}\times\dfrac{1}{100}\times250\times\dfrac{100}{5}\times平均片重}{标示量\times取样量}\times100\%$$

$$取样量=(1\pm10\%)\times主药规定量\times\frac{平均装量}{标示量}$$

6. 注意事项

（1）测定前，检查比色皿的匹配性。

（2）对于紫外-可见分光光度法，所有溶液在进行检测时必须是澄清的，如不澄清，在测定前需过滤。

（3）取比色皿时，手应该拿毛玻璃面的两侧。装样品溶液的体积以比色皿体积的 4/5 为宜。

（4）如使用挥发性溶剂，比色皿上面需要加盖子。

思考题

（1）比色皿的匹配性怎么检查？

（2）空白溶液如何配制？

附： 操 作 规 程

1. UV2000 型紫外分光光度计操作规程

（1）连接仪器电源线，确保仪器供电电源有良好的接地性能。

（2）接通电源，使仪器预热 20 min。

（3）用"MODE"键设置测试方式为透射比（T）方式。

（4）用波长选择旋钮设置所需用的分析波长。

（5）将参比样品溶液和被测样品溶液分别倒入比色皿中，打开样品室盖，将盛有溶液的比色皿分别插入比色皿槽中，盖上样品室盖。

（6）将"％T"校具（黑体）置入光路中，在透射比方式下按"0％"键，此时显示器显示"−000.0"。

（7）将参比样品推（拉）入光路中，按"100％"键，此时显示器显示"BLA"，直至显示"100.0"为止。

（8）按"MODE"键，设置测试方式为吸光度（A）方式，此时显示器显示"−0.000"。

（9）将被测样品推（拉）入光路，从显示器上直接读取吸光度。

2. 岛津 UV2450 紫外、可见光谱仪操作规程

（1）开机前检查仪器是否正常。

（2）接通主机和计算机电源，打开开关。

（3）点击工作站图标"UVProbe 2.21"，然后点击"Cannet"，弹出窗口，待所有系数均变为绿灯时，表示联机成功。

（4）设置波长。

（5）打开机门，在参比槽和样品槽中分别放入参比和空白，关上机门，点击工作站图标"Auto Zero→Baseline"，扫描基线。

（6）基线扫描结束后，打开机门，取出空白，换成样品，点击"Auto Zero→Start"，开始扫描。

（7）点击"File save as"（数据保存）。保存类型如下：

Spectrum. files(* spc)表示保存为图形；

Data print table(* . txt)表示保存为所有数据；

Peak pick table(* . txt)表示保存为最大和最小的波峰、波谷数值。

(8) 扫描结束后,弹出窗口,保存数据,打开机门,取出样品,关上机门。

(9) 重复操作进行下一个样品的测试。

(10) 测试结束,退出 UVProbe 程序。

(11) 关闭主机和计算机电源。

(湖北职业技术学院　胡柏林)

实训十九　维生素 E 软胶囊的含量测定

【技能目标】

(1) 会正确操作气相色谱仪。

(2) 能正确地记录数据、处理数据、计算结果。

(3) 掌握维生素 E 软胶囊含量测定的操作过程。

【知识目标】

掌握气相色谱法中内标法测定的原理与方法。

【实训内容】

1. 实验原理

维生素 E 是一种脂溶性维生素,又称生育酚,是最主要的抗氧化剂之一。维生素 E 易溶于脂肪和乙醇等有机溶剂中,不溶于水,对热、酸稳定,对碱不稳定。

维生素 E 原料及制剂,各国药典多采用气相色谱法测定其含量,该法具有高度选择性,可分离维生素 E 及其异构体,选择性地测定维生素 E。《中国药典(2010 年版)》收载的维生素 E 及其制剂均采用气相色谱法测定含量。本品含维生素 E($C_{31}H_{52}O_3$)应为标示量的 $90.0\% \sim 110.0\%$。

2. 仪器与用具

气相色谱仪、分析天平、微量注射器、棕色具塞瓶。

3. 试液与试药

维生素 E 软胶囊(10 mg)、维生素 E 对照品、正己烷(AR)、正三十二烷(AR)、乙醚(AR)。

4. 操作方法

(1) 色谱条件与系统适用性试验　以硅酮(OV-17)为固定相,涂布浓度为 2% 的填充柱,或用 100% 二甲基聚硅氧烷为固定液的毛细管柱,柱温为 265 ℃。理论板数按维生素 E 峰计算不低于 500(填充柱)或 5000(毛细管柱),维生素 E 峰与内标物质峰的分离度应符合要求。

(2) 校正因子的测定　取正三十二烷适量,加正己烷溶解并稀释成 1 mL 中含 1.0 mg 的溶液作为内标溶液。另取维生素 E 对照品 20 mg,精密称定,置棕色具塞瓶中,精密加入内标溶液 10 mL,密塞,振摇使溶解,取 $1 \sim 3 \ \mu L$ 注入气相色谱仪,得到内标物和维生素 E 的峰面积。按内标法以峰面积计算,即得校正因子。

$$校正因子(f) = \frac{A_S/C_S}{A_R/C_R}$$

式中:A_S 为内标物质的峰面积;

A_R 为对照品的峰面积;

C_S 为内标物质的浓度;

C_R 为对照品的浓度。

(3) 维生素 E 软胶囊含量的测定 取本品 20 粒,分别精密称定重量后,倾出内容物(不得损失囊壳),混合均匀,取适量(约相当于维生素 E 20 mg),精密称定,置棕色具塞瓶中,精密加入内标溶液 10 mL,密塞,振摇使溶解;取 1～3 μL 注入气相色谱仪,测定,计算,即得。

5. 计算公式

$$C_X = f \times \frac{A_X}{A_S/C_S};$$

$$本品含量占标示量的百分比(\%) = \frac{C_X \times D \times V \times 平均装量(mg)}{m \times S} \times 100\%;$$

$$取样量 = (1 \pm 10\%) \times 主药规定量 \times \frac{平均装量}{标示量}$$

式中:f 为校正因子;

A_X 为供试品峰面积;

A_S 为内标物质的峰面积;

C_S 为内标物质的浓度,mg/mL;

C_X 为供试品溶液中测定组分的浓度,mg/mL;

D 为供试品的稀释倍数;

V 为供试品溶液原始体积,mL;

m 为供试品的取样量,g;

S 为标示量(每丸重量),mg。

6. 注意事项

(1) 维生素 E 胶囊内容物取适量的方法:用乙醚等易挥发性溶剂洗净囊壳,置通风处使溶剂自然挥尽,再分别精密称定囊壳,用精密称定的总重量减去囊壳的重量,即得。

(2) 进样操作要迅速,每次操作要保持一致。

(3) 使用完气相色谱仪后,须在记录本上记录仪器使用情况。

思考题

(1) 气相色谱法测定维生素 E 含量时为什么使用内标法?

(2) 维生素 E 含量测定还有哪些方法?

附: 气相色谱仪的操作规程

1. 开机前准备

(1) 检查气路和电路,确保正常。检查氢气发生器水位线,不要超过上限水位线,也不要低于下限水位线。打开稳压器总开关。

(2) 打开氮气,压力调至 0.4～0.5 MPa。

2. 操作

(1) 开机:打开电源(在仪器的右下方),仪器自检通过后,便可进行键盘操作。

(2) 选择相应的检测器,根据不同检测器选择相应采样通道。

(3) 采集数据前,要对时间、样品名称等进行设定。

(4) 打开载气开关阀,调节载气稳流阀,使载气流量调至所需值,并通氮气 15 min 左右。

(5) 设定柱温箱、汽化室及检测器温度。

(6) 打开加热开关,系统开始加热。

(7) 当检测器温度升高到 100 ℃ 以上时,打开自动空气源开关,调节使减压后压力为 0.1~0.2 MPa,打开氢气钢瓶阀门,调节使减压后压力为 0.3 MPa,打开净化器开关,调节仪器的燃烧控制阀,将氢气和氧气的控制阀外圈全部逆时针方向旋足,再调节氢气压力表显示至 0.15 MPa、空气压力表显示至 0.02 MPa 时开始点火。

(8) 点火成功后,观察基线,待基线稳定后,可以进样,在用微量注射器手动进样时,精密度取决于操作的熟练程度,各步操作应尽量一致。

(9) 分析完毕后,关闭氢气和空气,将柱温箱、汽化室和检测器设置至低温,使系统开始降温。等到温度降到 40 ℃ 以下时,关掉仪器加热开关和电源开关,断开仪器电源,最后关闭载气。填写仪器使用记录。

3. 注意事项

(1) 钢瓶必须分类保管,直立固定,远离热源,避免暴晒及强烈振动,氢气室内存放量不得超过两瓶。

(2) 操作时严禁敲打,发现漏气须立即进行检修。

(3) 用后气瓶的剩余残压不应少于 980 kPa。

(4) 关闭气源时,先关闭减压阀,后关闭钢瓶阀门,再开启减压阀,排出减压阀内气体,最后松开调节螺杆。

(5) 通氢气后,待管道中残余气体排出后,应及时点火,并保证火焰不灭。

(6) 打开氢气发生器开关,开关红色指示灯亮,仪器开始启动,应注意流量显示是否与色谱仪用气量一致,如发生器启动一段时间(5~10 min)流量显示超过色谱仪用气量较大时,应停机检漏。

(7) 微量注射器在使用前后都须用丙酮等溶剂清洗。

(8) 对 10~100 μL 的注射器,如遇针尖堵塞,宜用直径为 0.1 mm 的细钢丝耐心穿通,不能用火烧的方法解决。

(9) 硅橡胶垫在几十次进样后,容易漏气,需及时更换。

(10) 用微量注射器取液体试样,应先用少量试样洗涤多次,再慢慢抽入试样,并稍多于需要量。如内有气泡,则将针头朝上,使气泡上升排出,再将过量的试样排出,用滤纸吸去针尖外所沾试样。注意:切勿使针头内的试样流失。

(11) 取好样后应立即进样,进样时,注射器应与进样口垂直,针尖刺穿硅橡胶垫圈,插到底后迅速注入试样,完成后立即拔出注射器,整个动作应稳当、连贯、迅速。针尖在进样器中的位置、插入速度、停留时间和拔出速度等都会影响进样的重复性,操作时应注意。

(辽宁卫生职业技术学院　王凤秋)

实训二十　醋酸氢化可的松滴眼液的含量测定

【技能目标】

(1) 会使用高效液相色谱仪。

(2) 能正确地记录数据、处理数据、计算结果。

【知识目标】

(1) 掌握高效液相色谱法中外标法测定药物含量的基本方法和操作技术。

(2) 熟悉外标法的有关计算问题及结果判断。

(3) 了解高效液相色谱法测定氢化可的松的原理。

【实训内容】

1. 实验原理

本品为肾上腺皮质激素类药物,具有抗炎、抗过敏和抑制免疫等多种药理作用,用于虹膜睫状体炎、角膜炎、虹膜炎、结膜炎等。《中国药典(2010 年版)》采用外标法测定氢化可的松的含量。本品含氢化可的松($C_{21}H_{30}O_5$)应为标示量的 90.0%～110.0%。

2. 仪器与用具

高效液相色谱仪、紫外检测器、内容量移液管(5 mL)、容量瓶(100 mL、25 mL)。

3. 试液与试药

醋酸氢化可的松滴眼液(5 mL：25 mg)、色谱纯甲醇、色谱纯乙腈、醋酸氢化可的松对照品、醋酸可的松对照品。

4. 操作方法

(1) 色谱条件与系统适应性试验　用十八烷基硅烷键合硅胶为填充剂,乙腈-水(36：64)为流动相,检测波长为 254 nm。取醋酸氢化可的松与醋酸可的松对照品,加流动相溶解并稀释成 1 mL 中约各含 5 μg 的溶液,取 20 μL 注入液相色谱仪,调节流速,记录色谱图。使醋酸氢化可的松峰的保留时间约为 16 min,醋酸氢化可的松峰与醋酸可的松峰的分离度应大于 5.5。

(2) 醋酸氢化可的松滴眼液的含量测定　取本品 10 支,充分摇匀后,并入同一具塞试管中,再充分摇匀,用内容量移液管精密量取 5 mL,置 100 mL 容量瓶中,加甲醇适量,振摇使醋酸氢化可的松溶解,用甲醇稀释至刻度,摇匀,精密量取 5 mL,置 25 mL 容量瓶中,用流动相稀释至刻度,摇匀,精密量取 20 μL 注入液相色谱仪,记录色谱图;另取氢化可的松对照品适量,同法测定,按外标法以峰面积计算,即得。

5. 计算公式

本品含醋酸氢化可的松占标示量的百分比$(\%) = \dfrac{A_{供} \times c_{对} \times D \times V \times m_{装}}{A_{对} \times m_{供} \times 标示量} \times 100\%$;

$$取样量 = (1 \pm 10\%) \times 主药规定量 \times \dfrac{平均装量}{每支标示量}$$

式中:$A_{供}$ 为供试品峰面积;

$A_{对}$ 为对照品的峰面积；

$c_{对}$ 为对照品浓度，mg/mL；

D 为供试品的稀释倍数；

V 为原始体积，mL；

$m_{供}$ 为供试品的取样量，mL；

$m_{装}$ 为平均装量，mL。

6. 注意事项

因醋酸氢化可的松滴眼液为混悬制剂，故含量测定前必须充分摇匀，用内容量移液管迅速取样，并用甲醇洗涤移液管。

思考题

（1）除了外标法，高效液相色谱法还有哪些含量测定的方法？

（2）高效液相色谱仪的主要部件及其性能有哪些？

附： **岛津 LC-10ATvP 高效液相色谱仪操作规程**

1. 仪器组成

本仪器由 LC-10ATvP 泵、SPD-10AvP 紫外检测器、N2000 色谱数据工作站、64 M 内存计算机组成。

2. 电源

各部件均为 220 V 稳压电源。

3. 开机

将电源线插入电源插座上，电源接通预热一段时间后，依次打开泵、检测器、N2000 色谱数据工作站电源开关。

4. 仪器操作

（1）开机后双击在线色谱工作站，进入工作站画面。打开通道，编辑实验信息，根据需要设置相应实验标题、实验者、实验简介等信息，另外，系统自动给出实验时间和实验方法。点击方法，可进行编辑实验方法，依次设置采样控制，积分，组分表，图谱显示等。然后可另存为一个方法文件。

（2）打开排液阀，按"PURGE"，进行吸入过滤器及泵的冲洗操作，也可用注射器在排阀的管道处抽吸清洗。

（3）泵显示屏"FLOW/Press Pmax P min'FLOW/Press'"项下的"0.000"闪动时，输入流量，逐次按"FUNC"跳到相应"P. max P. min"项下，输入最高和最低保护压力后，按"Enter"键，恢复初始状态按"CE"键。

（4）关闭排液阀；按"PUMP"启动泵，对色谱柱进行平衡，待压力显示稳定，可开始分析测试操作。

（5）SPD-10AVP 检测器参数设定，在"λ(nm)"项下输入所需波长，按"Enter"键，设定好检测波长。

5. 测量操作

（1）按检测器"ZERO"置零，进样阀手柄置"LOAD"位置，将供试液注入进样阀。

（2）进样阀手柄转到"INJECT"位置，注入样品。

（3）出峰完毕，如果没有自动停止，按停止采集或放弃采集，结束采集色谱数据。

6. 关机操作

（1）全部测定完毕后，按规定用适当溶剂冲洗泵、进样器、柱和检测器。

（2）关闭各部件电源开关，并拔下各插头，做好使用登记。

7. 维护保养

（1）实验所用的流动相应经过 $0.45\ \mu m$ 的膜过滤，以降低色谱柱受污染的程度，延长使用寿命。

（2）实验前先打开稳压电源，待电压稳定后，方可打开仪器开关。

（3）根据需要设定参数，由于每根色谱柱性能、填料各不相同，要依据其特性设定最高保护压力，防止压力过大导致柱内填料空间发生变化，影响分离效果。

（4）以十八烷基硅烷键合硅胶为填料的色谱柱一般最高工作压力不能超 20 MPa。

（5）以凝胶为填料的色谱柱一般最高工作压力不能超过 7.5 MPa。

（6）检测器的光源具有一定的使用时间，所以每次在进样前半小时左右打开，实验结束后，应先关闭检测器电源。

（7）最后一次进样完成后，应用流动相冲洗一段时间，以保证洗脱完全，然后用纯化水冲洗至少半小时，以除去流动相中的无机盐类。再用甲醇冲洗半小时，置换出水，便于保护色谱柱及检测器。

（8）根据色谱柱填料不同，采用不同溶剂保存色谱柱。填料是十八烷基键合硅胶时宜用甲醇保存，填料是凝胶时宜用氮钠保存。

8. 清洁

（1）每次操作完毕，应及时清理所用物品，做好仪器清洁，做好使用记录。

（2）若仪器长时间不用，可定期加电，使仪器预热一段时间。

（3）每年应由计量部门负责检验一次。

（4）维修完毕，做好维修保养记录。

（辽宁卫生职业技术学院 王凤秋）

第六章　药物制剂检查

药物制剂的检查项目中,除了对杂质进行检查外,还需检查是否符合剂型方面的有关要求。制剂的检查目的是保证药物制剂的稳定性、均一性和有效性。制剂的检查分为常规检查和特殊检查。常规检查是以各种剂型的通性为指标,对药物制剂的质量进行控制和评价。特殊检查是针对一些小剂量的片剂、胶囊剂等或者是一些水溶性非常小的制剂进行检查。本章主要要求掌握重量差异、溶出度、含量均匀度、崩解时限、粒度、溶化性、澄明度等的检查。

实训二十一　对乙酰氨基酚片的重量差异、溶出度的检查

【技能目标】

(1) 掌握片剂的重量差异检查的计算公式。

(2) 掌握对乙酰氨基酚片的重量差异检查的操作技能。

(3) 掌握对乙酰氨基酚片的溶出度检查的操作技能。

(4) 掌握溶出仪的使用。

【知识目标】

(1) 掌握片剂所需检查项目。

(2) 掌握溶出度检查的原理及意义。

(3) 掌握含量均匀度检查、溶出度检查的方法。

【实训内容】

1. 仪器与用具

分析天平(感量 0.1 mg)、扁形称量瓶、镊子、烧杯、溶出仪、转篮、溶出杯(1000 mL)、量筒(10 mL、1000 mL)、具塞试管(25 mL)、微孔滤膜(0.45 μm)、滤器、取样器、温度计(分度值 0.1 ℃)、紫外-可见分光光度计及超声波清洗仪等。

2. 试液与试药

对乙酰氨基酚片(0.3 g)、盐酸、氢氧化钠。

3. 操作步骤

1) 重量差异检查法

(1) 取出空扁形称量瓶,精密称定重量;再取供试品 20 片,置此扁形称量瓶中,精密称定。两次称量值之差即为 20 片供试品的总重量,除以 20,得平均片重。

（2）从已称定总重量的 20 片供试品中，依次用镊子取出 1 片，分别精密称定重量，得各片重量，称量准确至 0.001 g。

（3）记录每次称量数据。

（4）计算：

$$重量差异(\%)=\frac{每片重量-平均片重}{平均片重}\times100\%$$

（5）判断 超出重量差异限度的不得多于 2 片，并不得有 1 片超出限度的 1 倍。

2）溶出度测定法

（1）篮杆与篮网的安装 检查仪器水平（使用水平仪检查仪器是否处于水平状态）及转动轴的垂直度与偏心度；转轴的垂直程度应与溶出杯中心线相吻合，用直角三角板检查转动轴与溶出杯平面的垂直度；检查转篮底部距溶出杯的内底部为 25 mm±2 mm。

（2）溶出仪的调试 将 6 个操作溶出杯安装在溶出仪水浴中，在水浴中加水至离上缘约 5 mm，开启控温开关，调节水温至 37.0 ℃±0.5 ℃。在 6 个操作溶出杯内，沿器壁分别缓缓注入溶出介质 1000 mL（稀盐酸 24 mL 加水稀释成 1000 mL）。经水浴加热后，调节温度使溶出介质温度达到 37.0 ℃±0.5 ℃。将转篮轴装入轴孔内，拧紧，将转篮卡入转篮盖的 3 个弹簧片内，将转篮降入操作溶出杯中，使转篮底部与溶出杯底部的距离为 25 mm±2 mm。用立柱上的卡环固定此距离，用调速开关调节转篮转速为 100 r/min。

（3）供试品的溶出 将转篮提出溶出杯，拔下转篮，在每个篮内各加 1 片供试品，重新将转篮装到转篮盖上，缓缓放下，使转篮降入操作溶出杯中。注意观察转篮底部与溶出介质接触时有无气泡存在，如有，可提出溶出介质液面，再重新放入，以转篮底部和盖下面无气泡为准。在溶出杯上盖好有机玻璃盖，按下调速开关，立即开始计时。经 30 min 时，在转篮上端到溶出介质液面中间，离操作溶出杯壁 10 mm 处取样点取样。用装有针头的注射器吸取溶液 10 mL，拔下针头，接上装有滤膜的滤器，使溶液从 0.45 μm 的滤膜滤过，滤入干燥洁净的具塞试管中，自取样至滤过应在 30 s 内完成。

（4）溶出度的测定 精密量取滤液适量，用 0.04% 氢氧化钠溶液稀释成 1 mL 含对乙酰氨基酚 5～10 μg 的溶液，照紫外-可见分光光度法，在 257 nm 波长处测定吸光度 A，按 $C_8H_9NO_2$ 的吸收系数（$E_{1cm}^{1\%}$）为 715 计算每一片的溶出度。溶出度限度为标示量的 80%。

（5）记录 记录应包括仪器型号、检测波长、转速、温度、每片溶出度。初试不符合规定者，应记录不符合规定的片数及复试结果等。

（6）计算：

$$溶出度=\frac{A\times D\times V}{E_{1cm}^{1\%}\times100\times标示量}\times100\%$$

式中：A 为吸光度；

$E_{1cm}^{1\%}$ 为吸收系数；

D 为稀释倍数；

V 为供试品初始体积，mL；

标示量的单位为克（g）。

（7）判断 6 片中每片的溶出度，按标示量计算，均应不低于规定限度（Q，即 80%）；如 6 片中仅有 1～2 片低于 Q，但不低于 $Q-10\%$（即 70%），且其平均溶出度不低于 Q 时，仍可判断为符合规定；如 6 片中有 1 片低于 $Q-10\%$，但不低于 $Q-20\%$（即 60%），且其平均溶出度不低于 Q 时，应取 6 片复试，初、复试的 12 片中仅有 $1\sim3$ 片低于 Q，其中仅有 1 片低于 $Q-10\%$，但不低于 $Q-20\%$，且其平均溶出度不低于 Q 时，亦可判为符合规定。

4. 注意事项

（1）在称量前后，均应仔细查对药片数。操作时应避免用手直接接触供试品。已取出的药片，不得再放回供试品原装容器内。

（2）称量瓶应预先洗净并干燥。

（3）取样点位置：转篮法应在转篮顶端至液面的中点，离溶出杯内壁 10 mm 处；桨法应在桨叶顶端至液面的中点，离溶出杯内壁 10 mm 处；小杯法应在桨叶顶端至液面的中点，离溶出杯内壁 6 mm 处。

（4）滤膜应浸在纯化水中，浸泡 1 天以上。

（5）水浴中的水应保持清洁，定期更换；水浴液面应略高于溶出杯内溶出介质的液面。

（6）检查每个溶出杯内溶出介质的温度应为 37.0 ℃±0.5 ℃，为保证恒温，试验时应加有机玻璃盖，各杯之间温差最大不超过 0.5 ℃。

（7）溶出介质须经过脱气处理，气体的存在可产生干扰，尤其对第一法的测定结果。

（8）滤膜过滤时，对有吸附作用的供试品，要用其他无吸附作用的滤材过滤。对照溶液须用相同的滤材过滤后再进行测定。

（9）实训结束后，应将篮轴、篮体或搅拌桨从电动机上取下，用水冲洗，晾干后妥善保存。

思考题

（1）如何检查片剂的重量差异并判断其检查结果？

（2）溶出度测定的影响因素有哪些？应如何避免？

（3）溶出介质为什么要脱气，一般采用哪些方法？

（4）简述溶出度测定结果的判断原则，并举例说明。

附： ZRS-8 G 智能溶出试验仪的标准操作程序

（一）试验前的准备

1. 检查溶出试验仪器的状态是否良好

（1）检查同心 利用中心盖检查每个溶出杯是否与转杆同心。若不同心，则调节杯口旁的三个偏心轮至适当位置，使之同心，并固定。

（2）检查水浴箱内水是否超过警示线 水浴箱内水面应至红线上 $1\sim2$ cm 处，若水量不够应及时加水。

（3）检查水循环是否正常 如果循环系统内憋气，有可能会使循环受阻，这时应当设法排除泵内或进水管内空气，保证水循环正常。

2. 试剂、试液的准备

（1）样品要称重、编号、记录。

（2）溶出介质应按要求提前配制，调 pH 值，摇匀，若有泡沫应放置一晚，消泡后使用。每次实验溶出介质的量应多配 $1000\sim2000$ mL 以备试验过程中使用。

3. 操作用仪器的准备

（1）秒表、吸耳球、滤纸。

（2）试管、移液管、烧杯、量筒。

（3）溶出杯、取样器。

（二）试验操作

（1）加热，水浴循环，设置水浴温度。

（2）装好溶出杯，并用压块固定。

（3）安装转篮或桨板，并调节与杯底的距离，调节好后用离合器固定。

（4）加入溶出介质，并确保溶出介质液面低于水浴箱内水面。

（5）设置转速，检查转杆转动是否正常。

（6）安装取样装置，并调节取样点，使其恰好位于转篮或桨板上端距溶出介质液面中间处。

（7）检测溶出介质温度，应保持在 37 ℃±0.5 ℃。

（8）投样，在规定时间点上取样（过滤、取样应在 30 s 内完成）。

（9）注意观察溶出现象，做好试验记录。

（三）试验结束后处理

（1）关机后，先测定数据，清洗溶出杯、桨杆、取样器、试管、移液管、量筒等试验用仪器，洗干净后放置在指定位置上，晾干放置。

（2）做好仪器使用记录。

（四）维护、保养

（1）供电电源应有地线且接地良好。

（2）水浴箱中无水时，严禁启动温控状态，否则将损毁加热器。

（3）水浴箱中水位应略高于溶出杯内液面高度，否则将影响试验结果。

（4）温控状态启动后，若水浴箱中水未循环，应立即检查管路与接嘴是否畅通，水泵内是否有空气，如有空气应予以排除。

（五）清洁

仪器使用完毕要做好仪器清洁工作。

（1）先用洁净的湿软抹布擦拭干净，然后用洁净的干软抹布擦拭干净，并保持仪器干燥。

（2）水浴箱清洗换水时，将左下侧的出水管插头拔下（推锁扣），再将随机附带的排水管插头插入插座（即可排水）。清洗完毕，重新安装好原出水管。

（3）勿使用有机溶剂清洁仪器外壳。

（4）盖上防尘罩，防止灰尘。

（5）每次清洁完毕，用饮用水把抹布洗干净，放入工卫间，晾干。

（6）平时保持仪器到地面、桌面的清洁。

（山东万杰医学院　张华）

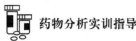

实训二十二 硫酸阿托品片的含量均匀度和崩解时限的检查

【技能目标】

(1) 掌握含量均匀度检查的计算公式。
(2) 掌握硫酸阿托品片的含量均匀度检查的操作技能。
(3) 掌握紫外-可见分光光度计的使用知识。
(4) 掌握片剂崩解时限的测定方法。
(5) 熟悉崩解仪的调试及使用。

【知识目标】

(1) 掌握片剂所需检查项目。
(2) 掌握含量均匀度检查的原理及意义。
(3) 掌握含量均匀度检查的方法。
(4) 掌握硫酸阿托品片的崩解时限检查的操作技能。

【实训内容】

(一) 硫酸阿托品片的含量均匀度的检查

1. 仪器与用具

具塞试管、离心机、紫外-可见分光光度计、容量瓶(25 mL、100 mL)。

2. 试液与试药

硫酸阿托品片(0.3 mg)、硫酸阿托品对照品、三氯甲烷、溴甲酚绿、邻苯二甲酸氢钾、0.2 mol/L的氢氧化钠溶液。

3. 操作步骤

(1) 供试品溶液的配制 取本品1片,置具塞试管中,精密加水6.0 mL,密塞,充分振摇30 min使硫酸阿托品溶解,离心,取上清液作为供试品溶液。配制10份。

(2) 对照品的配制 取硫酸阿托品对照品约25 mg,精密称定,置25 mL容量瓶中,加水溶解并稀释至刻度,摇匀,精密量取5 mL,置100 mL容量瓶中,加水稀释至刻度,摇匀。

(3) 显色 精密量取供试品溶液与对照品溶液各2 mL,分别置预先精密加入了三氯甲烷10 mL的分液漏斗中,各加溴甲酚绿溶液(取溴甲酚绿50 mg与邻苯二甲酸氢钾1.021 g,加0.2 mol/L的氢氧化钠溶液6.0 mL使溶解,再加水稀释至100 mL,摇匀,必要时过滤)2.0 mL,振摇提取2 min后,静置使分层,分取澄清的三氯甲烷液层。

(4) 空白溶液的配制 取三氯甲烷2 mL,置预先精密加入了三氯甲烷10 mL的分液漏斗中,各加溴甲酚绿溶液2.0 mL,振摇提取2 min后,静置使分层,取澄清的三氯甲烷液层。

(5) 分别测定供试品溶液的吸光度和对照品溶液的吸光度。

4. 计算

计算硫酸阿托品占标示量的百分比即相对含量(X_i),并求其平均值$\overline{X}$和标准偏差S,以及标示量与均值之差的绝对值A。

根据以下公式计算：

$$本品含量占标示量的百分比(\%) = \frac{\dfrac{A_X}{A_R} \times c_R \times D \times V}{标示量} \times 100\%$$

$$A = |100 - \overline{X}|$$

$$S = \sqrt{\frac{\sum (X_i - \overline{X})^2}{n-1}}$$

式中：A_X 为硫酸阿托品片的吸光度；

$\quad A_R$ 为硫酸阿托品对照品的吸光度；

$\quad c_R$ 为硫酸阿托品对照品的浓度；

$\quad D$ 为稀释倍数；

$\quad V$ 为供试品溶液的原始体积；

$\quad X_i$ 为某一测得值；

$\quad \overline{X}$ 为一组测得值的平均值；

$\quad n$ 为一组数的个数；

$\quad S$ 为标准偏差。

5. 判断

$A + 1.80S \leqslant 15.0$，符合规定。

$A + S > 15.0$，不符合规定。

$A + 1.80S > 15.0$，且 $A + S \leqslant 15.0$，另取 20 片复试。

复试结果按 30 片计算 X、S、A。

$A + 1.45S \leqslant 15.0$，符合规定；$A + 1.45S > 15.0$，不符合规定。

6. 注意事项

(1) 供试品的主药必须溶解完全，必要时可用乳钵研磨或超声处理，促使溶解，并定量移至容量瓶中。

(2) 用紫外-可见分光光度法测定含量均匀度时，所用溶剂需一次配够，当用量较大时，即使是同批号的溶剂，也应混合均匀后使用。

(二) 硫酸阿托品片的崩解时限的检查

1. 仪器与用具

ZB-2 型片剂崩解仪、烧杯(1000 mL)、温度计(分度值 1 ℃)。

2. 试液与试药

硫酸阿托品片(每片 0.3 mg)。

3. 操作步骤

取本品 6 片，置片剂崩解仪吊篮内，将吊篮通过上端的不锈钢轴悬挂于金属支架上，浸入 1000 mL 烧杯中，烧杯内盛有温度为 37 ℃±1 ℃的水，调节水位高度使吊篮上升时筛网在水面下 15 mm 处，下降时筛网距烧杯底部 25 mm，支架上下移动的距离为 55 mm±2 mm，往返速度为每分钟 30～32 次，各片在 15 min 内均应全部崩解，如有 1 片不能全部崩解，应另取 6 片，同法复试，均应符合规定。

4. 注意事项

(1) 在测试过程中,烧杯内的水温(或介质温度)应保持 37 ℃±1 ℃。

(2) 每测试一次后,应清洗玻璃管内壁及筛网,每次测试应重新更换水或介质。

思考题

(1) 酸性染料比色法的关键问题是什么?影响测定的主要因素有哪些?

(2) 硫酸阿托品片含量均匀度计算公式中各个符号和数字的含义是什么?

(3) 测定片剂崩解时限有何意义?

(4) 崩解时限测定时应注意哪些问题?

(5) 硫酸阿托品片的崩解时限合格时,是否还需测定其溶出度?

(6) 按崩解时限检查法检查,普通片剂应在多少时间内崩解?

附: ZB-2 崩解仪的操作规程

1. 开机准备

打开电源开关,温度显示窗显示当前的实测水温,时间显示窗显示"0:00",气泵开始工作,水浴槽内砂块冒出气泡,仪器处于待机状态。

2. 温度预置与控温

仪器自动设定预置温度为 37.0 ℃,按一下温控的"＋"或"－"键,可显示 4 s 的预置温度值以供观察,然后重新显示实测水温。

(1) 需要改变预置温度时,先按一下"＋""－"键使其显示出预置值,接着每按一下"＋"或"－"键,可增加或减少 0.1 ℃,持续按下该键,可使其快速增或减。

(2) 预置温度可在 5～40 ℃范围内任意设定,但设定值应高于室内的环境温度。设定完毕 4 s 后,将重新显示实测水温。

(3) 若设定的预置温度确认无误,按一下温控的"启/停"键,加热指示灯亮,仪器进入加热控温状态,水浴温度逐渐升至预置温度并保持恒温。加热指示灯指示加热器工作状态(亮表示加热),温度窗则显示实测水温。在控温状态下,若再按一下"启/停"键,则仪器关闭加热器并退出控温状态。

(4) 当水浴温度达到预置温度并稳定于恒温状态后,方可开始崩解试验。若实测烧杯内液体温度比显示温度偏低,可适当提高预置温度值。无论是否在控温状态,可随时重新设定预置温度。

3. 时间预置与控制

(1) 仪器自动设定预置时间为 15 min。按一下"＋"或"－"键,时间窗显示出预置时间为"0:15",持续 4 s 后重新显示为"0:00"。若需要重新设定预置时间,先按一下"＋"或"－"键使其显示出预置时间,接着每按一下"＋"或"－"键,可增加 1 min 或减少 1 min,持续按下可快速增减。显示的预置时间可在 0:00～9:59 范围内循环改变。设定完毕 4 s 后重新显示"0:00",为待机状态。

(2) 在待机状态,按时间控制的"启/停"键,吊篮开始升降运动,仪器进入计时工作状态,时间显示窗显示为已进行的试验时间。当预置时间到时,吊篮即停止运动,计时器停止计时,显示出的试验时间即等于预置时间,同时蜂鸣器发出 30 s 的断续鸣响(按一下"启/停"键可停止鸣响)。若要进行下次试验,按一下"启/停"键,计时工作状态将重新开始。仪器在计时工作状态时,时间窗内的两个时间指示灯每秒闪亮一次,而在其他状态则亮而不闪。

（3）当仪器正在计时工作状态时,按一下"启/停"键,吊篮运动与计时均暂停;若吊篮上升到最高位时按此键则会停在最高位,若下降到最低位时按此键则停在最低位,再按一下"启/停"键即恢复其运动与计时,试验时间累计显示。在计时工作状态中,若需要改变预置时间可重新设定,重新设定后仪器将按照新的预置时间控制执行。在计时工作状态中,若需终止本次试验,可同时按下"＋""－"键,则吊篮升降运动停止,试验时间显示值清零,仪器返回待机状态(上次预置时间不变)。

4. 关闭电源

崩解试验完毕,关闭电源开关。较长时间不用仪器,应拔下电源线插头。

5. 记录

认真做好相关记录。

6. 维护保养

（1）仪器应放置牢固、平稳,以减少振动。

（2）开机前,应先检查供电电压是否与本机使用电压相同,机壳必须接地良好,不得在开机通电后安装或搬动加热组件。

（3）仪器运行时,若发现异常现象,应立即关机断电,待检修好后方可继续使用。

（4）水箱右上角装有热敏电阻,应与水面接触,否则失去控温作用,造成水温过热,烧坏电动机部件。

（5）严禁在水箱不盛水时开启加热开关,应经常注意保持水浴箱的水位在红色线标以上。

（6）使用本仪器时,需防潮、防水、防腐蚀、防冲击。

（7）当仪器指示灯不亮、数字屏无显示时,应先检查保险丝是否损坏,然后检查电路。

（8）当仪器发生故障而质检人员无法排除时,应及时联系公司专业维修人员进行维修。当公司无法解决时,应尽快与生产厂家联系,让其派人前来维修。

（9）仪器维修后做好维修记录。

7. 清洁

（1）该仪器每次使用完毕,应做好机身、烧杯及吊篮的清洁工作。

（2）对于烧杯,倒出溶液后,用水冲洗 2～3 次,置于水浴箱的杯孔中。

（3）对于吊篮,取下吊篮,用水冲洗 2～3 次,将吊篮挂于吊钩上,待玻璃塞干后放置于玻璃塞盒内。

（4）对于机身,先用洁净湿抹布擦净机身外周,再用洁净干抹布擦拭一遍。

（5）每次清洁完毕,用水洗净抹布后,将抹布放入工卫间晾干。

（6）平时保持仪器、地面、台面的清洁和干燥。

（鹤壁职业技术学院　李娅玲）

实训二十三　装量差异的检查,可见异物的检查,粒度、溶化性、融变时限的检查

【技能目标】

(1) 掌握装量差异检查,可见异物检查,粒度、溶化性、融变时限的检查操作技能。

(2) 掌握澄明度检测仪的使用。

【知识目标】

(1) 掌握注射剂、滴眼液、颗粒剂、栓剂所需检查项目。

(2) 掌握装量差异、可见异物检查的原理和意义。

(3) 掌握粒度、溶化性、融变时限检查的方法。

【实训内容】

1. 仪器与用具

分析天平(感量 0.1 mg、1 mg)、澄明度检测仪、融变时限测试仪、烧杯(500 mL)、药筛。

2. 试液与试药

注射用头孢唑林钠(0.5 g)、板蓝根颗粒(10 g)、醋酸氢化可的松滴眼液(5 mL：25 mg)、维生素 C 泡腾颗粒(0.2 g)、阿司匹林栓剂(0.15 g)、乙醇、纯化水。

3. 操作步骤

1) 装量差异检查

(1) 取注射用头孢唑林钠 5 瓶,除去标签、铝盖,容器外壁用乙醇擦净,干燥,分别迅速、精密称定。

(2) 倾出内容物,容器用水或乙醇洗净,在适宜条件下干燥后,再分别精密称定每一容器的重量。

(3) 求出每瓶的装量与平均装量。

(4) 计算：

$$装量差异(\%)=\frac{每瓶重量-平均装量}{平均装量}\times100\%$$

(5) 判断　每瓶装量与平均装量相比较,应符合规定;如有一瓶不符合规定,应另取 10 瓶复试,应符合规定。

2) 可见异物检查法

可见异物检查法有灯检法和光散射法。一般常用灯检法,灯检法不适用的品种(如用有色透明容器包装或液体色泽较深的品种)应选用光散射法。检查方法如下。

(1) 取醋酸氢化可的松滴眼液 20 支,除去容器标签,擦净容器外壁,必要时将药液转移至洁净透明的适宜容器内。

(2) 调节照度为 4000 lx。

(3) 置供试品于遮光板边缘处,在明视距离(指供试品至人眼的清晰观测距离,通常为 25 cm)和黑色背景下,手持供试品颈部轻轻旋转和翻转容器使药液中可能存在的可见异物悬浮(但应避免产生气泡),轻轻翻摇后即用目检视,重复 3 次,总时限为 20 s。

（4）判断　均不得出现色块、纤毛等可见异物。

3）粒度检查法

板蓝根颗粒的粒度检查一般按照双筛分法检查。检查方法如下。

（1）取板蓝根颗粒 5 袋，称定重量（m_1）。

（2）将板蓝根颗粒置于 1 号筛，下层放置 5 号筛，5 号筛下配有密合的接受容器。

（3）保持水平状态过筛，左右往返，边筛边拍打 3 min，取不能通过 1 号筛的颗粒和通过了 5 号筛的粉末，称定重量（m_2）。

（4）计算：

$$粒度 = \frac{m_2}{m_1} \times 100\%$$

（5）判断　粒度不得超过 15.0%。

4）溶化性检查法

取板蓝根颗粒 10 g，加热水 200 mL，搅拌 5 min，可溶颗粒应全部溶化或轻微浑浊，但不得有异物。

取维生素 C 泡腾颗粒 3 袋，分别置于盛有 200 mL 水的烧杯中，水温为 15～25 ℃，应迅速产生气体而成泡腾状，5 min 内颗粒均应完全分散或溶解在水中。

5）融变时限的检查法

（1）取阿司匹林栓剂 3 粒，在室温放置 1 h 后，分别放在 3 个金属架的下层圆板上，装入各自的套筒内，并用挂钩固定。

（2）将上述装置分别垂直浸入盛有不少于 4 L 的 37.0 ℃±0.5 ℃水的容器中，其上端位置应在水下面 90 mm 处。容器中装一转动器，每隔 10 min 在溶液中翻转该装置一次。

（3）判断　3 粒均应在 30 min 内全部融化、软化或触压时无硬心；如有一粒不符合要求，另取 3 粒复试，复试的 3 粒符合要求，也视为合格。

4. 注意事项

（1）开启安瓿粉针剂时，应避免玻璃屑落入或溅失。

（2）用水、乙醇洗涤倾去内容物后的容器时，慎勿将瓶外编号的字迹擦掉，以免影响称量结果；并将空容器与原橡皮塞配对放于原固定位置。

（3）灯检法应在暗室中进行。

（4）检查人员远距离和近距离视力检测，均应为 4.9 或 4.9 以上（矫正后视力应为 5.0 或 5.0 以上）；应无色盲。

（5）测定融变时限时，水温要保持在 37.0 ℃±0.5 ℃。

（6）测试栓剂时，在放入样品后，金属架上的挂钩必须紧密固定在透明套筒的上端，防止挂钩松动和脱落。

思考题

（1）如何检查栓剂的融变时限并判断其检查结果？

（2）装量差异检查应注意哪些问题？

附： 可见异物和融变时限的判断标准

1. 可见异物的判断标准

类别	光照度	供试品数	判定标准	复试及其判定标准
溶液型静脉用注射液	1000~1500 lx（无色） 2000~3000 lx（有色或塑料容器）	20 支（瓶）	均不得检出可见异物；如检出，可见异物的不超过 1 支（瓶），可复试	另取 20 支（瓶）同法复试，均不得检出可见异物
注射用浓溶液	1000~1500 lx（无色） 2000~3000 lx（有色或塑料容器）	20 支（瓶）	均不得检出可见异物；如检出，可见异物的不超过 1 支（瓶），可复试	另取 20 支（瓶）同法复试，均不得检出可见异物
滴眼剂	1000~1500 lx（无色） 2000~3000 lx（有色或塑料容器）	20 支（瓶）	均不得检出可见异物；如检出，可见异物的不超过 1 支（瓶），可复试	另取 20 支（瓶）同法复试，均不得检出可见异物
混悬型注射液	4000 lx	20 支（瓶）	均不得检出色块、纤毛等可见异物	
混悬型滴眼剂	4000 lx	20 支（瓶）	均不得检出色块、纤毛等可见异物	

2. 融变时限的判断标准

类型	供试品数	融变时限/min	判断标准	复试及其判断标准
脂肪性基质栓剂	3 片（粒）	30	全部融化、软化或触压时无硬心；如有 1 片（粒）不符合要求，另取 3 片（粒）复试	复试的 3 片（粒）均要符合要求
水溶性基质栓剂	3 片（粒）	60	全部溶解；如有 1 片（粒）不符合要求，另取 3 片（粒）复试	复试的 3 片（粒）均要符合要求
阴道片	3 片（粒）	30	全部融化或崩解成碎粒并通过圆孔或残留少量无固体硬心的软性团体；如有 1 片（粒）不符合要求，另取 3 片（粒）复试	复试的 3 片（粒）均要符合要求

（山东万杰医学院　张华）

第七章 综合实训

本章安排了三个药品的质量全检,作为药物分析的综合实训。学生经过前面的单项训练,掌握了必备的分析方法、分析理论和仪器的操作技能,能够运用所学,团结协作,完成药品的检测工作,并能及时、正确地记录实验结果,根据实验结果写出实验报告并作出判断。

实训二十四　盐酸氯丙嗪注射液的质量检查

【技能目标】

(1) 能依据《中国药典(2010 年版)》二部,正确使用颜色反应、紫外分光光度法进行鉴别。掌握药物结构与理化性质之间的关系。

(2) 掌握 pH 计的使用。

(3) 掌握高效液相色谱仪的使用并能做杂质限量的检查。

(4) 能正确采用紫外分光光度法中吸收系数法测定盐酸氯丙嗪注射液中盐酸氯丙嗪的标示百分含量。

(5) 能正确地填写相关检验原始记录及检验报告单。

(6) 通过分组合作学习,培养学生良好的职业素养、道德素养及团队协作精神,具备盐酸氯丙嗪注射液检验工作的能力。

【知识目标】

(1) 学会查阅《中国药典(2010 年版)》二部及相关资料。

(2) 学会注射液的取样方法,熟悉注射剂的外观性状检查,掌握注射剂所需检查项目。

(3) 掌握紫外-可见分光光度计进行鉴别及含量测定的基本原理和方法。

(4) 掌握高效液相色谱法检查有关物质的基本原理。

【实训内容】

1. 仪器

具塞试管、pH 计、紫外-可见分光光度计、高效液相色谱仪、容量瓶、烘箱、电子天平、刻度吸管。

2. 试液与试药

盐酸氯丙嗪注射液(1 mL：10 mg)、甲醇、环己烷、丙酮、二乙胺、盐酸。

3. 操作步骤

1) 性状

本品为无色或几乎无色的澄明液体。

2) 鉴别

(1) 取本品适量(约相当于盐酸氯丙嗪 10 mg),照盐酸氯丙嗪项下的鉴别(1)项试验,显相同的反应。

盐酸氯丙嗪鉴别(1)项试验:取本品约 10 mg,加水 1 mL 溶解后,加硝酸 5 滴即显红色,渐变淡黄色。

(2) 取含量测定项下的溶液,照盐酸氯丙嗪项下的鉴别(2)项试验,显相同的结果。

盐酸氯丙嗪鉴别(2)项试验:取本品,加盐酸溶液(9→1000)制成 1 mL 中含 5 μg 的溶液,照紫外-可见分光光度法测定,在 254 nm 与 306 nm 的波长处最大吸收,在 254 nm 的波长处吸光度约为 0.46。

3) 检查

(1) pH 值　应为 3.0～5.0。

(2) 有关物质　避光操作。精密量取本品适量,用流动相稀释成 1 mL 中含盐酸氯丙嗪 0.4 mg 的溶液作为供试品溶液;精密量取适量,用流动相定量稀释制成 1 mL 中含 2 μg 的溶液作为对照溶液。用辛烷基硅烷键合相为填充柱,以乙腈-0.5%三氯乙酸(用四甲基乙二胺调节 pH 值至 5.3)(50:50)为流动相,检测波长为 254 nm,取对照溶液 10 μL 注入液相色谱仪,调节检测灵敏度,使主成分色谱峰的峰高约为满量程的 20%。精密量取供试品溶液和对照溶液各 10 μL,分别注入液相色谱仪,记录色谱图至主成分峰保留时间的 4 倍。供试品溶液的色谱图中如有杂质峰,大于对照溶液主峰面积(0.5%)且小于对照溶液主峰面积 10 倍(5%)的杂质峰不得多于 1 个。其他单个杂质峰面积均不得大于对照溶液主峰面积(0.5%)。

(3) 装量　取供试品 5 支,开启时注意避免损失,将内容物分别用相应体积的干燥注射器及注射针头抽尽,然后注入经标化的量入式量筒内(量筒的大小应使待测体积至少占其额定体积的 40%),在室温下检视。每支的装量均不得少于其标示量。

(4) 可见异物　调节光照度为 1000～1500 lx,取供试品 20 支(瓶),除去容器标签,擦净容器外壁,置供试品于遮光板边缘处,在明视距离(指供试品至人眼的清晰观测距离,通常为 25 cm),分别在黑色和白色背景下,手持供试品颈部轻轻旋转和翻转容器使药液中可能存在的可见异物悬浮(但应避免产生气泡),轻轻翻摇后即可检视,重复 3 次,总时限为 20 s。均不得检出可见异物。

4) 含量测定

避光操作。精密量取本品适量(约相当于盐酸氯丙嗪 50 mg),置 200 mL 容量瓶中,加盐酸溶液(9→1000)至刻度,摇匀;精密量取 2 mL,置 100 mL 容量瓶中,加盐酸溶液(9→1000)至刻度,摇匀,照紫外-可见分光光度法,在 254 nm 波长处测定吸光度,按 $C_{17}H_{19}ClN_2S \cdot HCl$ 的吸收系数($E_{1cm}^{1\%}$)为 915 计算,即得。

4. 计算

(1) 本品含盐酸氯丙嗪($C_{17}H_{19}ClN_2S \cdot HCl$)应为标示量的 95.0%～105.0%。

(2) 方法原理　盐酸氯丙嗪结构中的吩噻嗪环为一芳香杂环,具有紫外吸收。因此可在其最大吸收波长处测定吸光度进行含量测定。

(3) 含量计算:

本品含盐酸氯丙嗪占标示量的百分比（％）＝$\dfrac{\dfrac{A}{E^{1\%}_{1cm}} \times \dfrac{1}{100} \times V \times D \times V_{装}}{V_{取} \times S} \times 100\%$

式中：A 为测得的吸光度；

$E^{1\%}_{1cm}$ 为百分吸收系数；

V 为供试品的配制体积，mL；

D 为稀释倍数；

$V_{装}$ 为平均装量，mL；

$V_{取}$ 为供试品的取样量，mL；

S 为标示量，g。

5. 注意事项

（1）紫外分光光度计的准备，开启电源，使仪器预热 20 min，开机前，先确认仪器样品室内是否有东西挡在光路上，以免影响仪器自检。

（2）测定吸光度时，应注意吸收峰波长位置的准确性，除另有规定外，吸收峰波长应在该品种项下规定的波长±1 nm 以内。

（3）比色皿的正确使用和吸光度校正。平行测定 2 次，取平均值计算含量。

（盐城卫生职业技术学院　裘兰兰）

 # 实训二十五　头孢氨苄颗粒的分析

【技能目标】

（1）能依据《中国药典（2010 年版）》二部正确使用高效液相色谱法进行鉴别试验。掌握头孢氨苄的基本结构、理化性质及分析方法。

（2）掌握 pH 计及水分测定仪的使用方法，熟悉颗粒剂的常规检查项目。

（3）能正确采用高效液相色谱法中外标法测定头孢氨苄颗粒的含量并进行计算。

（4）正确填写相关检验原始记录及检验报告单。

【知识目标】

（1）学会查阅《中国药典（2010 年版）》二部及相关资料。

（2）熟悉颗粒剂的外观性状检查，掌握颗粒剂所需检查项目。

（3）掌握高效液相色谱法进行鉴别及含量测定的基本原理和方法。

【实训内容】

1. 仪器

具塞试管、pH 计、高效液相色谱仪、费休氏水分测定仪、烘箱、电子天平、刻度吸管。

2. 试液与试药

头孢氨苄对照品、头孢氨苄颗粒（50 mg）、色谱纯甲醇、3.86％醋酸钠溶液、4％醋酸溶液。

3. 操作步骤

1）性状

本品为可溶颗粒。

2）鉴别

在含量测定项下记录的色谱图中,供试品溶液主峰的保留时间应与对照品溶液主峰的保留时间一致。

3）检查

（1）酸度　取本品适量,加水制成 1 mL 含头孢氨苄 25 mg 的均匀混悬液,依法测定,pH 值应为 4.0～6.0。

（2）水分　取本品,照费休氏水分测定法测定,含水分不得过 2.0%。

（3）其他　应符合颗粒剂项下有关的各项规定。

（4）粒度　按双筛分法测定粒度,不能通过一号筛与能通过五号筛的总和不得超过供试量的 15%。

（5）溶化性　可溶性颗粒检查　取供试品 10 g,加热水 200 mL,搅拌 5 min,可溶颗粒应符合规定。

（6）装量差异　单剂量包装的颗粒剂按下述方法检查,应符合规定。

① 检查法:取试剂 10 袋,除去包装,分别精密称定每袋（瓶）内容物的重量,求出每袋内容物的装量与平均装量。每袋装量与平均值相比较。

② 判断:超出装量差异限度的颗粒剂不得多于 2 袋（瓶）,并不得有 1 袋（瓶）超出差异限度 1 倍。

4）含量测定

取装置或装量差异项下的内容物,混合均匀,精密称取适量（约相当于头孢氨苄 0.1 g）,置 100 mL 容量瓶中,加流动相适量,充分振摇,使头孢氨苄溶解,再加流动相稀释至刻度,摇匀,滤过,精密量取续滤液 10 mL,置 50 mL 容量瓶中,用流动相稀释至刻度,摇匀,照头孢氨苄项下的方法测定,即得。

4. 计算

（1）本品含头孢氨苄（$c_{16}H_{17}ClN_3O_4S$）应为标示量的 90.0%～110%。

（2）方法原理　《中国药典（2010 年版）》采用外标法测定头孢氨苄颗粒的含量。

（3）含量计算:

$$本品含头孢氨苄占标示量的百分比(\%)=\frac{c_{对}\times\frac{A_{供}}{A_{对}}\times V\times D\times m_{装}}{m_{供}\times S}\times100\%$$

式中:$A_{供}$ 为供试品峰面积;

$A_{对}$ 为对照品的峰面积;

$c_{对}$ 为对照品的浓度,g/mL;

V 为供试品初次配制的体积,mL;

D 为供试品的稀释倍数;

$m_{装}$ 为平均装量,g;

$m_{供}$ 为供试品的重量,g;

S 为标示量,g。

5. 注意事项

（1）颗粒剂的取样是取装量或装量差异检查合格的内容物,取样方法与装量或装量差异检查方法取样方法相同。

（2）高效液相色谱法使用的流动相必须经滤膜过滤及脱气处理,可用超声波、机械真空泵或水力抽气泵脱气。

（3）严格防止气泡进入色谱系统。吸液软管必须充满流动相,不锈钢过滤器必须始终浸在溶剂内。如变换溶剂瓶,必须先停泵,再将过滤器移到新的溶剂瓶内,然后再开泵使用。

思考题

（1）简述外标法定量的原理、方法及特点。

（2）如果液相系统中混入了气泡,将对测定有何影响？如何排除这些气泡？

（盐城卫生职业技术学院　裘兰兰）

附： 头孢氨苄的含量测定

① 色谱条件与系统适应性试验:用十八烷基硅烷键合硅胶为填充剂;以水-甲醇-3.86%醋酸钠溶液-4%醋酸溶液(74∶24∶15∶3)为流动相;检测波长为 254 nm;理论板数按头孢氨苄峰计算不低于 1500。

② 测定法:取本品约 50 mg,精密称定,置 50 mL 容量瓶中,加流动相溶解并稀释至刻度,摇匀,精密量取 10 mL,置 50 mL 容量瓶中,用流动相稀释至刻度,摇匀,取 10 μL 注入液相色谱仪记录色谱图;另取头孢氨苄对照品适量,同法测定。按外标法以峰面积计算供试品中 $C_{16}H_{17}N_3O_4S$ 的含量。

 # 实训二十六　复方丹参片的质量检查

【技能目标】

（1）能依据《中国药典(2010 年版)》一部正确使用薄层色谱法进行鉴别。掌握药物结构与理化性质之间的关系。

（2）学会片剂的常规检查项目。

（3）能正确采用高效液相色谱法中外标法测定丹参片中丹酚酸 B 和丹参酮 II_A 的含量。

（4）能正确填写相关检验原始记录及检验报告单。

（5）通过分组合作学习,培养学生良好的职业素养、道德素养及团队协作精神,具备丹参片质量检验工作的能力。

【知识目标】

(1) 学会查阅《中国药典(2010年版)》一部及相关资料。

(2) 学会片剂的取样方法,熟悉片剂的外观形状检查,掌握片剂所需检查项目。

(3) 掌握高效液相色谱法进行含量测定的基本原理和方法。

(4) 掌握薄层色谱法进行鉴别的基本操作。

【实训内容】

1. 仪器与用具

高效液相色谱仪、C18柱、紫外检测器、容量瓶、超声仪、分析天平、层析缸、硅胶G薄层板、崩解仪、移液管等。

2. 试液与试药

复方丹参片(0.32 g)、丹酚酸B对照片、乙醇、乙醚、乙酸乙酯、丹参酮ⅡA对照品、三七皂苷R1对照品、人参皂苷Rb1对照品、人参皂苷Rg1对照品、苯、正丁醇、甲醇、乙腈、甲酸、三氯甲烷、冰片对照品。

3. 操作步骤

1) 性状

本品为糖衣片或薄膜衣片,除去包衣后显棕色至棕褐色;气芳香、味微苦。

2) 鉴别

取本品5片,除去包衣,研细,加乙醚10 mL,超声处理5 min,过滤,药渣备用,滤液挥干,残渣加乙酸乙酯2 mL使溶解,作为供试品溶液。另取丹参酮ⅡA对照品、冰片对照品,分别加乙酸乙酯制成1 mL含0.5 mg的溶液,作为对照品溶液。照薄层色谱法试验,吸取上述三种溶液各4 μL,分别点于同一硅胶G薄层板上,以苯-乙酸乙酯(19∶1)为展开剂,展开,取出,晾干。供试品色谱中,在与丹参酮ⅡA对照品相应的位置上,显相同颜色的斑点;喷以1%香草醛硫酸溶液,在110 ℃加热数分钟,在与冰片对照品色谱相应的位置上显相同颜色的斑点。

取备用药渣,加甲醇25 mL,加热回流15 min,放冷,过滤,滤液蒸干,残渣加水25 mL,微热使溶解,用水饱和的正丁醇25 mL振摇提取,取正丁醇提取液,用氨试液25 mL洗涤,再用正丁醇的饱和水洗涤2次,每次25 mL,正丁醇液浓缩至干,残渣加甲醇1 mL使溶解,作为供试品溶液。另取三七对照药材0.5 g,同法制成对照药材溶液。再取三七皂苷R1对照品及人参皂苷Rb1对照品、人参皂苷Rg1对照,分别加甲醇制成1 mL含1 mg的溶液,作为对照品溶液。照薄层色谱法试验,吸取上述五种溶液各1 μL,分别点于同一硅胶G薄层板上,以三氯甲烷-甲醇-水(13∶7∶2)10 ℃以下放置分层的下层溶液为展开剂,展开,取出,晾干,喷以硫酸乙醇溶液(1→10),在110 ℃加热至斑点显色清晰。供试品色谱中,在与对照药材色谱和对照品色谱相应的位置上,显相同颜色的斑点。

3) 检查

应符合片剂项下的有关各项规定。

(1) 重量差异　取供试品20片,精密称定总质量,求得平均片重后,再分别精密称定每片的重量,每片重量与平均片重比较,超过重量差异限度的不得多于2片,并不得有1片超出限度1倍。

(2) 崩解时限　取本品六片,置片剂崩解仪吊篮内,将吊篮通过上端的不锈钢轴悬挂于金属支架上,浸入 1000 mL 烧杯中,烧杯内盛有温度为 37 ℃±1 ℃的盐酸(9→1000),调节水位高度使吊篮上升时筛网在水面下 15 mm 处,下降时筛网距烧杯底部 25 mm,支架上下移动的距离为 55 mm±2 mm,往返速度为每分钟 30～32 次,各片在 1 h 内均应全部崩解,如有一片不能全部崩解,应另取 6 片,同法复试,均应符合规定。

4)丹参酮ⅡA含量测定

(1)色谱条件与系统适用性试验 以十八烷基硅烷键合硅胶为填充剂;以甲醇-水(73∶27)为流动相;检测波长为 270 nm。理论板数按丹参酮ⅡA峰计算不低于 2000。

(2)对照品溶液的制备 取丹参酮ⅡA对照片适量,精密称定,置棕色容量瓶中,加甲醇制成 1 mL 含 40 μg 的溶液,即得。

(3)供试品溶液的制备 取本品 10 片,糖衣片除去包衣,精密称定,研细,取约 1 g,精密称定,置具塞棕色瓶中,精密加入甲醇 25 mL,密塞,称定重量,超声处理(功率为 250 W,频率为 33 kHz)15 min,放冷,再称定重量,用甲醇补足减失的重量,摇匀,滤过,取续滤液,置棕色瓶中,即得。

(4)测定法 分别精密吸取对照品溶液与供试品溶液各 10 μL,注入液相色谱仪,测定,即得。

5)丹酚酸 B 含量测定

(1)色谱条件与系统适用性试验 以十八烷基硅烷键合硅胶为填充剂;以甲醇-乙腈-甲酸-水(30∶10∶1∶59)为流动相;检测波长为 286 nm。理论板数按丹酚酸 B 峰计算不低于 4000。

(2)对照品溶液的制备 取丹酚酸 B 对照品适量,精密称定,加水制成每 1 mL 含 60 μg 的溶液,即得。

(3)供试品溶液的制备 取本品 10 片,糖衣片除去包衣,精密称定,研细,取约 0.15 g,精密称定,置 50 mL 容量瓶中,加水适量,超声处理(功率 300 W,频率 50 kHz)30 min,放冷,加水至刻度,摇匀,滤过,精密量取续滤液 1 mL,置 25 mL 容量瓶中,加水至刻度,摇匀,离心,取上清液,即得。

(4)测定法 分别精密吸取对照品溶液与供试品溶液各 10 μL,注入液相色谱仪,测定,即得。

4. 计算

(1)本品每片含丹参以丹酚酸 B($C_{36}H_{30}O_{18}$)计,不得少于 5.0 mg。

本品每片含丹参以丹参酮ⅡA($C_{19}H_{18}O_3$)计,不得少于 0.20 mg。

(2)方法 采用外标法测定。

(3)含量计算:

$$标示量(\%)=\frac{c_{对}\times\dfrac{A_{供}}{A_{对}}\times V\times D\times m_{片}}{m_{供}\times S}\times100\%$$

式中:$A_{供}$为供试品峰面积;

$A_{对}$为对照品的峰面积;

$c_{对}$为对照品的浓度,g/mL;

V为供试品初次配制的体积,mL;

D 为供试品的稀释倍数；

$m_{片}$ 为平均片重，g；

$m_{供}$ 为供试品的重量，g；

S 为标示量（每片重量），g。

5. 注意事项

（1）使用高效液相色谱仪测定含量时，仪器各部件应能正常工作，管路无死体积，流路中无堵塞或漏液，在设定的检测器灵敏度条件下，色谱基线噪音和漂移应能满足分析要求。

（2）色谱分析完成后，必须马上清洗柱子，避免过夜，以保证色谱柱的寿命。特别是反相柱用过含酸、碱或盐的流动相，应先用水，再用甲醇-水充分冲洗，各种冲洗溶剂一般冲洗30 min 左右，特殊情况应延长冲洗时间。否则，残存的酸碱可能会侵蚀仪器部件，析出的盐类可能会堵塞管道。

思考题

（1）《中国药典（2010 年版）》中高效液相色谱法常用的定量方法有几种？各在什么情况下使用？

（2）片剂的常规检查项目有哪些？

（盐城卫生职业技术学院　裘兰兰）

附录一 原始记录单

实训一 《中国药典(2010年版)》的查阅记录单

序号	查阅内容	药典中位置			查阅结果
		第几部	哪部分	页数	
1	阿司匹林原料药的质量标准				
2	司可巴比妥钠原料药的含量测定方法				
3	聚山梨酯80的相对密度的测定				
4	硫酸阿托品原料药中莨菪碱的检查方法				
5	对乙酰氨基酚片的溶出度的测定方法				
6	贮藏方法中"冷处"的规定				
7	氢氧化钠滴定液的配制				

序号	查阅内容	药典中位置			查阅结果
		第几部	哪部分	页数	
8	板蓝根颗粒的水分测定				
9	维生素 C 的鉴别实验				
10	重量差异检查法				
11	盐酸氯丙嗪注射液的 pH 值的测定				

二、实例分析

查阅盐酸氯丙嗪的质量标准,并结合质量标准要求,回答下列问题。

1. 本品含 $C_{17}H_{19}ClN_2S \cdot HCl$ 的合格范围是多少？为什么？

2. 氯化物的鉴别反应是什么？怎么查阅？

3. 下列溶液如何配制？

盐酸溶液(9→1000)：

碳酸钠试液：

4. "恒重"的意思是什么？

5. 含量测定时,盐酸氯丙嗪的取样范围是多少? 应精确到什么位次?

6. 高氯酸滴定液(0.1 mol/L)需要标定吗? 如何配制?

7. 遮光,密封保存是什么条件? 在哪里查阅?

实训二　聚山梨酯 80(吐温 80)的黏度、相对密度、pH 值的测定记录单

聚山梨酯 80 黏度测定的记录表

品名				批号		
样品编号				规格		
检验依据				取样量		
仪器型号			测定温度		检验日期	
测定时间	1		2		3	
	平均值 1					
$\dfrac{测定值-平均值}{平均值}\times100\%$	1		2		3	
复测定时间	1		2		3	
	平均值 2					
$\dfrac{测定值-平均值}{平均值}\times100\%$	1		2		3	
运动黏度				结论		

检验结果判定:□符合规定　　　　　　　□不符合规定

检验人:　　　　　　　　　　　　复核人:

计算公式:

$$运动黏度(mm^2/s)=Kt$$

式中:K 为用已知黏度标准液测得的黏度常数(mm^2/s^2)。

　　t 为两次测定的平均值的总平均值。

　　注:每次测定值与平均值的差值不得超过平均值的$\pm5\%$。

　　《中国药典(2010 年版)》规定:聚山梨酯 80 的运动黏度在 25 ℃时(毛细管内径为 3.4~4.2 mm)为 350~550 mm^2/s。

聚山梨酯 80 相对密度测定的记录表

品名		批号	
样品编号		规格	
检验依据		取样量	

续表

仪器型号		比重标准		测定温度		检验日期	
测定数值	1			2			
	平均值						

检验结果判定:□符合规定   □不符合规定

检验人: 复核人:

《中国药典(2010 年版)》规定:用韦氏比重秤法测定聚山梨酯 80 的相对密度,规定值为 1.06～1.09。

聚山梨酯 80 pH 值测定的记录表

品名			批号	
样品编号			规格	
检验依据			取样量	
仪器型号		测定温度		检验日期	
取样及制备				
定位缓冲溶液名称及标定 pH 值				
标准缓冲液名称及标定 pH 值				
检验数据	1 2 3		报告值	

检验结果判定:□符合规定   □不符合规定

检验人: 复核人:

《中国药典(2010 年版)》规定:pH 值应为 5.0～8.0。

实训三　葡萄糖原料药比旋度的测定记录单

葡萄糖比旋度测定的原始记录

品名		批号	
样品编号		规格	
检验依据		取样量	
仪器型号		测定温度/℃	
旋光管长度		供试品干燥实重（或水分）	
供试品称量			
供试液配制			

续表

测定值	1	2	3
	平均值		
比旋度			

检验结果判定:□符合规定　　　　□不符合规定

检验人:　　　　　　　　　　复核人:

计算公式:　　　　　　　　$$[\alpha]_D^t = \frac{100 \times \alpha}{l \times c}$$

《中国药典(2010 年版)》规定:葡萄糖的比旋度为+52.5°~+53.0°。

实训四 10％氯化钾注射液的含量测定（折光率法）记录单

10%氯化钾注射液的含量测定（折光率法）原始记录

品名			批号		
样品编号			规格		
检验依据			取样量		
仪器型号		测定温度		校正用物	

标准氯化钾的测定	浓度/（%）	1	2	3	4
	折光率	1	2	3	4
	同温度水折光率				
	F 的值				
	F 的平均值				
氯化钾注射液的测定	折光率	1	2	3	
	浓度	1	2	3	
	浓度的平均值				
	占标示量的百分比/（%）				

检验结果判定：□符合规定　　　　□不符合规定

检验人：　　　　　　　　　　复核人：

计算公式：

根据标准氯化钾求取：
$$F = \frac{n_{标} - n_0}{c}$$

氯化钾注射液的浓度计算公式：
$$c = \frac{(n_{样} - n_0)}{F}$$

$$含氯化钾占标示量的百分比(\%) = \frac{\frac{n_{样} - n_0}{F}\%}{10\%} \times 100\%$$

《中国药典(2010 年版)》规定：本品含氯化钾(KCl)应为标示量的 95.0%～105.0%。

实训五　水杨酸的熔点测定记录单

水杨酸熔点测定原始记录

品名		批号	
样品编号		规格	
检验依据		取样量	
仪器型号		校正值	
升温速度		测定温度	
测定值	序号	初熔	全熔
	1		
	2		
	3		
	平均值		

报告值	
熔融时情况	

检验结果判定:□符合规定　　　　　　□不符合规定

检验人:　　　　　　　　　　　复核人:

《中国药典(2010 年版)》规定:水杨酸的熔点为 158~161 ℃。

实训六 几种药物的化学鉴别方法记录单

1. 取铂丝,用盐酸湿润后,蘸取苯甲酸钠,在无色火焰中燃烧,火焰即显黄色,并持续数秒。

检验结果 _____

_____。

检验结果判定:□符合规定 　　　　□不符合规定

2. 取阿司匹林约 0.1 g,加水 10 mL,煮沸,放冷,加三氯化铁试液 1 滴,即显紫堇色。

检验结果 _____

_____。

检验结果判定:□符合规定 　　　　□不符合规定

3. 取维生素 C 约 0.1 g,加水 5 mL 溶解后,加二氯靛酚钠试液 2 滴,试液的颜色即消失。

检验结果 _____

_____。

检验结果判定:□符合规定 　　　　□不符合规定

4. 取维生素 B_1 约 5 mg,置 25 mL 具塞试管中,加氢氧化钠试液 2.5 mL 溶解后,加铁氰化钾试液 0.5 mL 与正丁醇 5 mL,强力振摇 2 min,放置使分层,上面的醇层显强烈的蓝色荧光;加盐酸使呈酸性,荧光消失;再加氢氧化钠试液使呈碱性,荧光又显出。

检验结果 _____

_____。

检验结果判定:□符合规定 　　　　□不符合规定

5. 取盐酸普鲁卡因约 0.1 g,加水 2 mL 溶解后,加 10% 氢氧化钠溶液 1 mL,即生成白色沉淀;加热,变为油状物;继续加热,发生的蒸气能使湿润的红色石蕊试纸变为蓝色。

检验结果 _____

_____。

检验结果判定:□符合规定 　　　　□不符合规定

6. 取苯巴比妥约 0.1 g,加碳酸钠试液 1 mL 与水 10 mL,振摇 2 min,过滤,滤液中逐滴加入硝酸银试液(0.1 mol/L),即生成沉淀,振摇,沉淀立即溶解;继续滴加过量的硝酸银试液,沉淀不再溶解。

检验结果 _____

_____。

检验结果判定:□符合规定　　　　　　□不符合规定

7. 取盐酸普鲁卡因约 50 mg,加稀盐酸(23.4→100)1 mL,必要时缓缓煮沸使溶解,放冷,加 0.1 mol/L 亚硝酸钠溶液数滴,滴加碱性 β-萘酚试液数滴,生成猩红色沉淀。

检验结果＿＿＿＿＿＿＿＿＿＿＿＿＿＿＿＿＿＿＿＿＿＿＿＿＿＿＿＿＿＿＿＿＿＿＿

＿＿＿＿＿＿＿＿＿＿＿＿＿＿＿＿＿＿＿＿＿＿＿＿＿＿＿＿＿＿＿＿＿＿＿＿＿＿＿。

检验结果判定:□符合规定　　　　　　□不符合规定

检验人:　　　　　　　　　　　　　　复核人:

实训七 光谱鉴别方法(维生素 B₁₂的紫外-可见光谱鉴别、葡萄糖原料药的红外光谱绘制)记录单

(一)维生素 B₁₂的紫外-可见光谱鉴别

【鉴别】照《紫外-可见分光光度计测定标准操作规程》测定。《中国药典(2010 年版)》规定,照紫外-可见分光光度法测定,在 278 nm、361 nm 与 550 nm 波长处有最大吸收,361 nm 波长处的吸光度与 278 nm 波长处的吸光度的比值应为 1.70~1.88,361 nm 波长处的吸光度与 550 nm 波长处的吸光度的比值应为 3.15~3.45。

检验日期: 室温: 相对湿度:

天平型号: 编号: 感量: mg

仪器名称: 仪器型号: 编号:

1. 溶液的制备

精密称取维生素 B₁₂ _____ mg,置 100 mL 容量瓶中,加水溶解并稀释至刻度,摇匀,精密量取 10 mL,置另一 100 mL 容量瓶中,加水稀释至刻度,摇匀,得到浓度为 _____ μg/mL 的溶液。

2. 光谱的测定

维生素 B₁₂ 溶液在 _____、_____、_____ 有最大吸收。吸光度分别为 _____、_____、_____。吸光度的比值为 _____、_____。

检验结果判定:□符合规定   □不符合规定

检验人: 复核人:

(二)葡萄糖原料药的红外光谱鉴别

【鉴别】照《红外分光光度计测定标准操作规程》测定。《中国药典(2010 年版)》规定,取干燥失重下的葡萄糖适量,依法测定,本品的红外吸收图谱应与对照的图谱(光谱集 702 图)一致。

检验日期: 室温: 相对湿度:

天平型号: 编号: 感量: mg

仪器名称: 仪器型号: 编号:

(1)溴化钾压片 称取 1 mg 葡萄糖,置于玛瑙研钵中,加入经干燥处理的光谱纯溴化钾 0.2 g,研磨均匀。取少量上述混合好的样品装入压片机模具中,并使样品在模具内分布均匀,将模具装入压片机内,抽气并加压,加压至 800~1000 MPa,保持 3 min,压成表面光洁、

无裂缝的均匀透明的薄片,用同法压制空白溴化钾片。

（2）绘制葡萄糖的红外吸收光谱。

（3）与光谱集 702 图对照_____。

检验结果判定:□符合规定　　　　　□不符合规定

检验人:　　　　　　　　　　复核人:

实训八　葡萄糖的杂质检查记录单

葡萄糖的杂质检查

检验日期：　　　　　天平型号：　　　　　编号：　　　　　感量：　　　mg

【酸度】

取本品 2.0 g，加水 20 mL 溶解后，加酚酞指示液与氢氧化钠滴定液(0.02 mol/L)，应显粉红色。

检验结果：显_____。

检验结果判定：□符合规定　　　　　　□不符合规定

【溶液的澄清度与颜色】

取本品 0.5 g，加热水溶解后，放冷，用水稀释至 10 mL，溶液应澄清无色；如显浑浊，与1 号浊度标准液比较，不得更浓；如显色，与对照液(取比色用氯化钴液 3.0 mL，比色用重铬酸钾 3.0 mL 与比色用硫酸铜液 6.0 mL，加水稀释成 50 mL)1.0 mL 加水稀释到 10 mL 比较不得更深。

检验结果：_____。

检验结果判定：□符合规定　　　　　　□不符合规定

【乙醇溶液的澄清度】

取本品 1.0 g，加乙醇 20 mL，置水浴上加热回流 40 min，溶液应澄清。

检验结果：溶液_____。

检验结果判定：□符合规定　　　　　　□不符合规定

【氯化物】

限量：不得超过 0.01%。

供试液的制备：取本品 0.60 g，置于 50 mL 纳氏比色管中，加水溶解使成约 25 mL，再加稀硝酸 10 mL，加水使成约 40 mL，摇匀，即得供试液。

对照液的制备：取标准氯化物溶液(10 μg/mL)6.0 mL，置 50 mL 纳氏比色管中，加稀硝酸 10 mL，加水使成 40 mL，摇匀，即得对照液。

杂质限量检查：于供试液和对照液中，分别加入硝酸银试液 1.0 mL，用水稀释至 50 mL，缓慢摇匀，在暗处放置 5 min，同置黑色背景上，从比色管上方向下观察、比较，供试液同对照液比较，不得更深。

检验结果：供试液_____对照液。

检验结果判定：□符合规定　　　　　　□不符合规定

【硫酸盐】

限量：不得超过 0.01%。

供试液的制备：取本品 2.0 g，加水溶解使成约 40 mL，置 50 mL 纳氏比色管中，加稀盐酸 2 mL，摇匀，即得供试液。

对照液的制备：取标准硫酸钾溶液(100 μg/mL)2.0 mL，置 50 mL 纳氏比色管中，加水使成约 40 mL，加稀盐酸 2 mL，摇匀，即得对照液。

杂质限量检查:于供试液和对照液中,分别加入 25% 氯化钡溶液 5 mL,用水稀释至 50 mL,充分摇匀,放置 10 min,同置黑色背景上,从比色管上方向下观察、比较,供试液同对照液比较,不得更深。

检验结果:供试液_____对照液。

检验结果判定:□符合规定　　　　　　□不符合规定

【亚硫酸盐与可溶性淀粉】

取本品 1.0 g,加水 10 mL 溶解后,加碘试液 1 滴,应即显黄色。

检验结果:溶液显_____。

检验结果判定:□符合规定　　　　　　□不符合规定

【干燥失重】

限量:减失重量为 7.5%～9.5%。

| 检验日期: | 天平型号: | 编号: | 感量: mg |
| 仪器名称: | 仪器型号: | 编号: | 干燥温度: |

称量瓶编号	①	②
恒重称量瓶(A)	_____ g	_____ g
	_____ g	_____ g
恒重称量瓶＋检品重(B)	_____ g	_____ g
检品重(C)	_____ g	_____ g
干燥 3 h 重(D)	_____ g	_____ g
再干燥 1 h 重(E)	_____ g	_____ g
减失水分重(F)	_____ g	_____ g
计算结果:	$p_1 =$ _____	$p_2 =$ _____
平均:	$p =$ _____	

计算公式:水分　　　$$P = \frac{F}{C} = \frac{B-E}{B-A} \times 100\%$$

检验结果判定:□符合规定　　　　　　□不符合规定

【炽灼残渣】

取葡萄糖 1.0 g,照《炽灼残渣检查法操作规程》检查,遗留残渣不得过 0.1%。

| 检验日期: | 天平型号: | 编号: | 感量: mg |
| 仪器名称: | 仪器型号: | 编号: | 炽灼温度: |

坩埚编号	①	②
恒重坩埚(炽灼时间 1 h)	_____ g	_____ g
(炽灼时间 0.5 h)	_____ g	_____ g
恒重坩埚 m_0	_____ g	_____ g
坩埚加样重 m_1	_____ g	_____ g
炽灼第一次(时间 4 h)	_____ g	_____ g
炽灼第二次(时间 0.5 h)	_____ g	_____ g
坩埚加残渣重 m_2	_____ g	_____ g
检验结果:	炽灼残渣 1 _____	炽灼残渣 2 _____

　　　　　　　　平均值_____

计算公式:

$$炽灼残渣=\frac{m_2-m_0}{m_1-m_0}\times100\%$$

　　检验结果判定:□符合规定　　　　　　　□不符合规定

【蛋白质】

取本品 1.0 g,加水 10 mL 溶解后,加磺基水杨酸(1→5)3 mL,不得产生沉淀。

检验结果:_____。

检验结果判定:□符合规定　　　　　　　□不符合规定

【铁盐】

限量:不得过 0.001%。

供试液的制备:取本品 2.0 g,置 50 mL 纳氏比色管中,加水 20 mL 溶解后,加硝酸 3 滴,缓缓煮沸 5 min,放冷,加水稀释成 45 mL,摇匀,即得供试液。

对照液的制备:取标准铁溶液 2.0 mL(10 μg/mL),置 50 mL 纳氏比色管中,加硝酸 3 滴,加水稀释成 45 mL,摇匀,即得对照液。

杂质限量检查:于供试液和对照液中,分别加入硫氰酸铵溶液(30→100)3.0 mL,摇匀,如显色,供试液同对照液比较,不得更深。

检验结果:供试液_____对照液。

检验结果判定:□符合规定　　　　　　　□不符合规定

【钡盐】

取本品 2.0 g,加水 20 mL 溶解后,溶液分成 2 等份,1 份加稀硫酸 1 mL,另 1 份加水 1 mL,摇匀,放置 15 min,两液均应澄清。

检验结果:_____。

检验结果判定:□符合规定　　　　　　　□不符合规定

【钙盐】

限量:不得过 0.01%。

供试液的制备:取本品 1.0 g,置 25 mL 纳氏比色管中,加水 10 mL 溶解后,加氨试液 1 mL,摇匀,即得供试液。

对照液的制备:取标准钙溶液 1.0 mL(精密称取碳酸钙 0.1250 g,置 500 mL 溶量瓶中,加水 5 mL 与盐酸 0.5 mL 使溶解,加水稀释至刻度,摇匀即得,1 mL 相当于 0.1 mg 的钙(Ca))于 25 mL 纳氏比色管中,加水 10 mL,加氨试液 1 mL,摇匀,即得供试液。

杂质限量检查:向供试液和对照液两管中分别加入草酸铵试液 5 mL,放置 1 h,若浑浊,比较供试液与对照液浑浊程度,供试液不得更浓。

检验结果:供试液_____对照液。

检验结果判定:□符合规定　　　　　　　□不符合规定

【重金属】

限量:不得过 0.05%。

供试液的制备:取本品 4.0 g,置于 25 mL 纳氏比色管中,加水适量溶解后,加醋酸盐缓冲液(pH3.5)2 mL 后,加水稀释至 25 mL,摇匀,即得供试液。

对照液的制备:取标准铅溶液 2.0 mL(10 μg/mL)置 25 mL 纳氏比色管中,加醋酸盐缓冲液(pH3.5)2 mL 后,加水稀释至 25 mL,摇匀,即得对照液。

杂质限量检查:向供试液和对照液两管中分别加入硫代乙酰胺试液各 2 mL,摇匀,放置 2 min,同置白纸上,自上向下透视,观察、比较,供试液同对照液比较,不得更深。

检验结果:供试液_____对照液。

检验结果判定:□符合规定　　　　　　　　□不符合规定

【砷盐】

限量:不得过 0.0001%。

检砷装置的准备:取约 60 mg 醋酸铅棉花撕开成疏松状,叠加后用手轻搓成柱状体,用细铁丝导入导气管中,装管高度应为 60~80 mm。用镊子取出一片溴化汞钾试纸(不可用手接触生成砷斑的部分),剪成适当大小,置旋塞顶端平面(盖住导气管出口),旋紧旋塞。

标准砷斑的制备:精密量取标准砷溶液 2 mL,置 A 瓶中,加盐酸 5 mL 与水 21 mL,再加碘化钾试液 5 mL 与酸性氯化亚锡试液 5 滴,在室温下放置 10 min 后,加锌粒 2 g,立即将照上法装妥的导气管 C 密塞于 A 瓶上,并将 A 瓶置 25~40 ℃水浴中,反应 45 min,取出溴化汞试纸,即得(用铅笔标出砷斑外缘)。

供试品砷斑的制备:取本品 2.0 g,加水 5 mL 溶解后,加稀硫酸 5 mL 与溴化钾溴试液 0.5 mL,置水浴上加热约 20 min,使其保持过量的溴存在,必要时,再补加溴化钾溴试液适量,并随时补充蒸散的水分,放冷,加盐酸 5 mL 与水适量使成 28 mL,照"标准砷斑制备"自"再加碘化钾试液 5 mL"起,依法操作,即得供试品砷斑。

杂质限量检查:观察、比较供试品和标准砷斑,供试品砷斑颜色不得深于标准砷斑。

检验结果:供试品砷斑_____标准砷斑。

检验结果判定:□符合规定　　　　　　　　□不符合规定

检验人:　　　　　　　　　　　　复核人:

实训九　几种药物特殊杂质的检查记录单

一、地塞米松磷酸钠中游离磷酸盐的检查

检品编号：_____　检品名称：_____　批号：_____　规格：_____

室温：_____　湿度：_____　检验日期：_____

检验目的□鉴别□检查□含量测定　　检验依据：_____

检测仪器型号：　　　编号：　　　　　溶剂：

选用波长：　　　　　空白比色皿吸收：　　比色皿配对情况：

天平型号：　　　　　感量：　　　mg

溶液的配制：

供试品溶液的制备：精密称取本品 20 mg，置 25 mL 容量瓶中，加水 15 mL 使溶解。

对照品溶液的制备：取标准磷酸盐溶液 4.0 mL，置 25 mL 容量瓶中，加水 11 mL。

实验过程：

于供试品溶液和对照品溶液容量瓶中，各精密加入钼酸铵硫酸试液 2.5 mL 与 1-氨基-2-萘酚-4 磺酸溶液 1 mL，加水至刻度，摇匀，在 20 ℃ 放置 30～50 min。照紫外分光光度法，在 740 nm 波长处测定吸光度，供试品溶液的吸光度不得大于对照品溶液的吸光度。

　　检验数据　　供试品溶液的 $A=$

　　　　　　　对照品溶液的 $A=$

检验结果判定：□符合规定　　　　　　□不符合规定

二、盐酸去氧肾上腺素中"酮体"的检查

检品编号：_____　检品名称：_____　批号：_____　规格：_____

室温：_____　湿度：_____　检验日期：_____

检验目的□鉴别□检查□含量测定　　检验依据：_____

检测仪器型号：　　　编号：　　　　　溶剂：

选用波长：　　　　　空白比色皿吸收：　　比色皿配对情况：

天平型号：　　　　　感量：　　　mg

溶液的配制：

取本品 2.0 g，置 100 mL 容量瓶中，加水溶解并稀释至刻度，摇匀，精密量取 10 mL，用 0.01 mol/L 盐酸溶液稀释至 50 mL，摇匀。照紫外-可见分光光度法，在 310 nm 波长处测定吸光度。吸光度不得大于 0.20。

　　检验数据：　$A_1=$　　　　　　$A_2=$　　　　　　$A_{平均}=$

检验结果判定：□符合规定　　　　　　□不符合规定

三、盐酸哌唑嗪片中"有关物质"的检查

精密称取盐酸哌唑嗪片_____ g,加三氯甲烷-甲醇-二乙胺(10∶10∶1)溶液制成每 1 mL 中含 5 mg 的溶液,作为供试品溶液。

精密量取供试品溶液_____ mL,加三氯甲烷-甲醇-二乙胺(10∶10∶1)溶液稀释成每 1 mL 中含 50 μg 的溶液,作为对照溶液

照薄层色谱法试验,吸取上述两种溶液各 10 μL,分别点于同一硅胶 GF$_{254}$薄层板上,以乙酸乙酯-二乙胺(95∶5)为展开剂展开,晾干,置紫外光灯(254 nm)下检视。供试品溶液如显杂质斑点,与对照溶液的主斑点比较,不得更深。

检验结果_____。

检验结果判定:□符合规定　　　　　□不符合规定

四、奥美拉唑肠溶胶囊中"有关物质"的检查

检品编号:_____　检品名称:_____　批号:_____

规格:_____　　室温:_____　　湿度:_____

检验日期:_____

仪器名称:　　　　型号:　　　　编号:

天平型号:　　　　感量:　　　　编号:

（一）色谱条件

填充剂:辛烷基硅烷键合硅胶为填充剂。

流动相:0.01 mol/L 磷酸氢二钠溶液(用磷酸调节 pH 值至 7.6)-乙腈(75∶25)。

检测波长:280 nm。

流速:_____ mL/min。

（二）溶液的制备

供试品溶液的制备:取奥美拉唑肠溶胶囊 20 粒的内容物,精密称定,研细,精密称取 _____ g(约相当于奥美拉唑 10 mg),置 50 mL 容量瓶中,加流动相 0.01 mol/L 磷酸氢二钠溶液(用磷酸调节 pH 为 7.6)-乙腈(75∶25)适量,超声处理使奥美拉唑溶解,加流动相稀释至刻度,摇匀,高速离心(13000 r/min)10 min,取上清液作为供试品溶液。

对照溶液的制备:精密量取上述上清液 1 mL,置 100 mL 溶量瓶中,用流动相稀释至刻度,摇匀,作为对照溶液。

另取奥美拉唑对照品 1 mg 与奥美拉唑磺酰化物(5-甲氧基-2-[[(4-甲氧基-3,5-二甲基-2-吡啶基)-甲基]-磺酰基]-1H 苯并咪唑)对照品 1 mg,加流动相溶解至 10 mL。

（三）测定法

1. 系统适用性试验:取奥美拉唑对照品与奥美拉唑磺酰化物对照品的混合溶液 20 μL 注入液相色谱仪,按奥美拉唑峰计算不低于 2000,奥美拉唑峰与奥美拉唑磺酰化物峰的分离度应大于 2.0。

$N=$_____　　$R=$_____

2. 精密量取供试品溶液和对照溶液各 20 μL,分别注入液相色谱仪,记录色谱图至主成分峰保留时间的 2 倍。供试品溶液的色谱图中如有杂质峰,单个杂质峰面积不得大于对照溶液主峰面积(1.0%),各杂质峰面积的和不得大于对照溶液主峰面积的 2 倍(2.0%)。

供 试 品 溶 液 的 杂 质 峰 面 积 分 别 为 _____,总 面 积 为_____。

对照品溶液的主峰面积_____。

检验结果判定:□符合规定　　　　　　　□不符合规定

检验人:　　　　　　　　　　　复核人:

实训十　注射用头孢唑林钠的水分的检查记录单(费休氏水分测定法)

检品编号：　　　　检品名称：　　　　批号：　　　　规格：

检验依据：　　　　室温：　　　　相对湿度：　　　检验时间：

仪器名称：　　　　型号：　　　　编号：

分析天平型号：　　　　　　　感量：　　　　编号：

双纯化水的重量 W_1	1	2	3
费休氏试液消耗的体积 V_1	1	2	3
空白试验 $V_{空白1}$	1		2
空白平均值 B_1			
F 的值	1	2	3
F 的平均值			
注射用头孢唑林钠的重量 W_2	1	2	3
费休氏试液消耗的体积 V_2	1	2	3
空白试验 $V_{空白2}$	1		2
空白平均值 B_2			

续表

含水量/(%)			
含水量的平均值			
结论			

检验结果判定:□符合规定　　　　　　□不符合规定

检验人:　　　　　　　　　　　　复核人:

计算公式:

根据双纯化水计算 F 的值　　　$F = \dfrac{W_1}{V_1 - B_1}$

计算含水量　　　供试品中水分含量 $= \dfrac{(V_2 - B_2)F}{W_2} \times 100\%$

滴定分析方法记录单

样品编号：　　　　品名：　　　　规格：

天平型号：　　　　感量：　　mg　　温度：　　　相对湿度：

滴定液：　　　实际浓度：　　　F 的值：　　　检验日期：

		1	2	3
称量记录	W			
滴定记录	V			
空白滴定记录	V_0			
含量	百分含量/（%）			
	平均值/（%）			
精密度	绝对偏差			
	平均偏差			
	相对平均偏差			

检验结果判定：□符合规定　　　　□不符合规定

检验人：　　　　　　复核人：

计算公式：

原料药：　　百分含量（%）$=\dfrac{(V-V_0)\times T\times F}{W}\times100\%$

制剂：　占标示量的百分比（%）$=\dfrac{(V-V_0)\times T\times F\times 平均片重（装量、每支容量）}{W\times 标示量}\times100\%$

如果是剩余量滴定法：

原料药：　　百分含量（%）$=\dfrac{(V_0-V)\times T\times F}{W}\times100\%$

制剂：　标示量（%）$=\dfrac{(V_0-V)\times T\times F\times 平均片重（装量、每支容量）}{W\times 标示量}\times100\%$

实训十八　对乙酰氨基酚片的含量
测定记录单

检品编号：_____　检品名称：_____　批号：_____　规格：_____

室温：_____　湿度：_____　检验日期：_____

检验目的□鉴别□检查□含量测定　检验依据：_____

检测仪器型号：　　　编号：　　　溶剂：

选用波长：　　　空白比色皿吸收：　　　比色皿配对情况：

天平型号：　　　感量：　　　mg

供试液制备：

取本品 20 片，精密称定_____ g，研细，精密称取_____ g（约相当于对乙酰氨基酚 40 mg）置 250 mL 容量瓶中，加 0.4％氢氧化钠溶液 50 mL 与水 50 mL，振摇 15 min，加水至刻度，摇匀，过滤，精密量取续滤液 5 mL，置 100 mL 容量瓶中，加 0.4％氢氧化钠溶液 10 mL，加水至刻度，摇匀，照紫外-可见分光光度法在 257 nm 波长处测定吸光度 A，按 $C_8H_9NO_2$ 的吸收系数 $E_{1cm}^{1\%}$ 为 715 进行结果计算。

检验数据　　　平均片重＝

取样量 W_1＝　　　　　　取样量 W_2＝

A_1＝　　　　　　A_2＝

计算公式：含量占标示量的百分比（％）＝ $\dfrac{\dfrac{A}{E_{1cm}^{1\%}}\times\dfrac{1}{100}\times250\times\dfrac{100}{5}\times平均片重}{标示量\times取样量}\times100\%$

计算结果：

（1）

（2）

平均值为

《中国药典（2010 年版）》规定：本品含对乙酰氨基酚应为标示量的 95.0％～105.0％。

检验结果判定：□符合规定　　　　　□不符合规定

检验者：　　　　　　核对者：

实训十九　维生素 E 软胶囊的含量测定的记录单

检品编号：_____　检品名称：_____　批号：_____　规格：_____

室温：_____　湿度：_____　检验日期：_____

仪器名称：　　　型号：　　　编号：

天平型号：　　　感量：　　　编号：

（一）色谱条件

100％二甲基聚硅氧烷为固定液的毛细管柱，柱温为 265 ℃，检测器为氢焰离子化检测器。

（二）溶液的制备

取正三十二烷_____ mg，加正己烷溶解并稀释成 1 mL 含 1.0 mg 的溶液作为内标溶液。

对照品溶液：取维生素 E 对照品 20 mg，精密称定_____ g，置于棕色具塞瓶中，精密加内标溶液 10 mL，密塞，振摇使溶解。取 1～3 μL 注入气相色谱仪，得到内标物和维生素 E 的峰面积。

供试品溶液：①取维生素 E 软胶囊 20 粒，分别精密称定重量后，倾出内容物（不得损失囊壳），混合均匀，取_____ g（约相当于维生素 E 20 mg），精密称定，置棕色具塞瓶中，精密加内标溶液 10 mL，密塞，振摇使溶解；取 1～3 μL 注入气相色谱仪，测定，计算，即得。②胶囊分别是（1）_____、（2）_____、（3）_____、（4）_____、（5）_____、（6）_____、（7）_____、（8）_____、（9）_____、（10）_____、（11）_____、（12）_____、（13）_____、（14）_____、（15）_____、（16）_____、（17）_____、（18）_____、（19）_____、（20）_____ g；内容物分别是（1）_____、（2）_____、（3）_____、（4）_____、（5）_____、（6）_____、（7）_____、（8）_____、（9）_____、（10）_____、（11）_____、（12）_____、（13）_____、（14）_____、（15）_____、（16）_____、（17）_____、（18）_____、（19）_____、（20）_____ g；总重量是_____ g，平均装量是_____ g。

（三）测定法

1. 系统适用性试验：取对照品溶液 1～3 μL 注入气相色谱仪，得到内标物和维生素 E 的峰面积。理论板数按维生素 E 峰计算不低于 5000（毛细管柱），维生素 E 峰与内标物质峰的分离度应符合要求。

$N=$_____，$R=$_____。

维生素 E 对照品峰面积_____，内标物峰面积_____。

2. 相对标准偏差（RSD）的计算：精密量取对照品溶液 1～3 μL 注入气相色谱仪，按维生素 E 峰面积计算。

对照品峰面积（1）_____、（2）_____、（3）_____、（4）_____、（5）_____。

RSD:_____。

3. 取供试品溶液 1~3 μL 注入气相色谱仪,测定,计算维生素 E 峰面积为(1)_____、(2)_____,内标物峰面积为(1)_____、(2)_____。

计算公式:

$$校正因子(f) = \frac{A_S/C_S}{A_R/C_R};$$

$$C_X = f \times \frac{A_X}{A_S/C_S};$$

$$含量占标示量的百分比(\%) = \frac{C_X \times D \times V \times 平均装量}{m \times S} \times 100\%;$$

$$取样量 = (1 \pm 10\%) \times 主药规定量 \times \frac{平均装量}{标示量}$$

计算结果:

(1)

(2)

平均值为

检验结果判定:□符合规定　　　　　　　　□不符合规定

检验人:　　　　　　　　　　　　　　复核人:

实训二十 醋酸氢化可的松滴眼液的含量测定原始记录单

检品编号:_____ 检品名称:_____ 批号:_____ 规格:_____

室温:_____ 湿度:_____ 检验日期:_____

仪器名称: 型号: 编号:

天平型号: 感量: 编号:

(一)色谱条件

填充剂:辛烷基硅烷键合硅胶为填充剂。

流动相:乙腈-水(36:64)。

检测波长:254 nm。

流速:_____ mL/min。

(二)溶液的制备

对照品溶液:取醋酸氢化可的松对照品_____ g与醋酸可的松对照品_____ g,加流动相溶解并稀释成1 mL约各含5 μg的溶液。

供试品溶液:取本品10支,充分摇匀后,并入同一具塞试管中,再充分摇匀,用内容量移液管精密量取5 mL,置100 mL容量瓶中,加甲醇适量,振摇使醋酸氢化可的松溶解,用甲醇稀释至刻度,摇匀,精密量取5 mL,置25 mL容量瓶中,用流动相稀释至刻度,摇匀,即得。

(三)测定法

1. 系统适应性试验:取对照品溶液20 μL注入液相色谱仪,调节流速,记录色谱图。使醋酸氢化可的松峰的保留时间约为16 min,醋酸氢化可的松峰与醋酸可的松峰的分离度应大于5.5。

醋酸氢化可的松的保留时间_____,R=_____。

2. RSD的计算:精密量取对照品溶液20 μL注入液相色谱仪,按醋酸氢化可的松峰面积计算:对照品峰面积为(1)_____、(2)_____、(3)_____、(4)_____、(5)_____,RSD为_____。

3. 精密量取供试品溶液20 μL注入液相色谱仪,记录色谱图;按外标法以峰面积计算,即得。

醋酸氢化可的松的峰面积为(1)_____、(2)_____。

计算公式:

$$占标示量的百分比(\%)=\frac{A_{供} \times c_{对} \times D \times V \times m_{装}}{A_{对} \times m_{供} \times 标示量} \times 100\%$$

$$取样量=(1 \pm 10\%) \times 主药规定量 \times \frac{平均装量}{标示量}$$

计算结果：

（1）

（2）

平均值为

检验结果判定：□符合规定　　　　　　　　□不符合规定

检验人：　　　　　　　　　　　　　　复核人：

实训二十一 对乙酰氨基酚片的重量差异、 溶出度的检查原始记录单

一、对乙酰氨基酚片的重量差异

《中国药典(2010年版)》标准

平均片重或标示片重	重量差异限度
0.30 g 以下	±7.5%
0.30 g 或 0.30 g 以上	±5%

检品编号：_____ 检品名称：_____ 批号：_____ 规格：_____

室温：_____ 湿度：_____ 检验日期：_____

天平型号：_____ 感量：_____ 编号：_____

空扁形称量瓶重：_____

样品编号	供试品和称量瓶重	供试品重	重量差异
(1)	_____	_____	_____
(2)	_____	_____	_____
(3)	_____	_____	_____
(4)	_____	_____	_____
(5)	_____	_____	_____
(6)	_____	_____	_____
(7)	_____	_____	_____
(8)	_____	_____	_____
(9)	_____	_____	_____
(10)	_____	_____	_____
(11)	_____	_____	_____
(12)	_____	_____	_____
(13)	_____	_____	_____
(14)	_____	_____	_____
(15)	_____	_____	_____
(16)	_____	_____	_____
(17)	_____	_____	_____
(18)	_____	_____	_____

(19) ＿＿＿＿＿＿ ＿＿＿＿＿＿ ＿＿＿＿＿＿

(20) ＿＿＿＿＿＿ ＿＿＿＿＿＿ ＿＿＿＿＿＿

平均片重 ＿＿＿＿＿＿

判断标准：

超出重量差异限度的不得多于 2 片，并不得有一片超出限度 1 倍。

检验结果判定：□符合规定 □不符合规定

检验人： 复核人：

二、对乙酰氨基酚片溶出度的检查

对乙酰氨基酚应为标示量的 80%。

检品编号：＿＿＿＿＿＿ 检品名称：＿＿＿＿＿＿ 批号：＿＿＿＿＿＿ 规格：＿＿＿＿＿＿

室温：＿＿＿＿＿＿ 湿度：＿＿＿＿＿＿ 检验日期：＿＿＿＿＿＿＿＿

仪器名称： 型号： 编号：

仪器名称： 型号： 编号：

天平型号： 感量： 编号：

1. 试剂与溶液：0.04%氢氧化钠溶液，稀盐酸、对乙酰氨基酚片。

2. 操作方法：取本品，照溶出度测定法，以稀盐酸 24 mL 加水至 1000 mL 为溶剂，转速为 100 r/min，依法操作，经过 30 min 时，取溶液过滤，精密量取续滤液＿＿＿＿＿＿ mL，用0.04%氢氧化钠溶液稀释成 1 mL 含对乙酰氨基酚 5～10 μg 的溶液，照紫外-可见分光光度法，在 257 nm 波长处测定吸光度，按 $C_8H_9NO_2$ 的吸收系数（$E_{1cm}^{1\%}$）为 715，计算每一片的溶出量。

供试品的吸光度(1)＿＿＿＿＿＿ (2)＿＿＿＿＿＿ (3)＿＿＿＿＿＿ (4)＿＿＿＿＿＿

(5)＿＿＿＿＿＿ (6)＿＿＿＿＿＿

供试品的溶出度(占标示量的百分含量(%))(1)＿＿＿＿＿＿ (2)＿＿＿＿＿＿

(3)＿＿＿＿＿＿ (4)＿＿＿＿＿＿ (5)＿＿＿＿＿＿ (6)＿＿＿＿＿＿

3. 计算公式：

$$溶出度 = \frac{A \times D \times V}{E_{1cm}^{1\%} \times 100 \times 标示量} \times 100\%$$

检验结果判定：□符合规定 □不符合规定

检验人： 复核人：

实训二十二　硫酸阿托品片的含量均匀度和崩解时限的检查原始记录单

一、硫酸阿托品片的含量均匀度检查

含量均匀度：$A+1.80S\leqslant15.0$。

检品编号：_____　检品名称：_____　批号：_____　规格：_____

室温：_____　湿度：_____　检验日期：_____

仪器名称：　　　型号：　　　编号：

仪器名称：　　　型号：　　　编号：

天平型号：　　　感量：　　　编号：

1. 试剂与溶液：硫酸阿托品片（0.3 mg）、硫酸阿托品对照品、三氯甲烷、溴甲酚绿、邻苯二甲酸氢钾、0.2 mol/L 的氢氧化钠溶液。

2. 操作方法：

（1）供试品溶液的配制：本品 1 片，置具塞试管中，精密加水 6.0 mL，密塞，充分振摇 30 min 使硫酸阿托品溶解，离心，取上清液作为供试品溶液。配制 10 份。

（2）对照品的配制：取硫酸阿托品对照品约 25 mg，精密称定，置 25 mL 容量瓶中，加水溶解并稀释至刻度，摇匀，精密量取 5 mL，至 100 mL 容量瓶中，加水稀释至刻度，摇匀。

（3）和酸性染料显色：精密量取供试品溶液与对照品溶液各 2 mL，分别至预先精密加入三氯甲烷 10 mL 的分液漏斗中，各加溴甲酚绿溶液（取溴甲酚绿 50 mg 与邻苯二甲酸氢钾 1.021 g，加 0.2 mol/L 的氢氧化钠溶液 6.0 mL 使溶解，再加水稀释至 100 mL，摇匀，必要时过滤）2.0 mL，振摇提取 2 min 后，静置使分层，分取澄清的三氯甲烷液。

（4）分别测定供试品溶液的吸光度（A_X）和对照品溶液的吸光度（A_R）。

3. 对照品取样量：_____，对照品浓度：_____

对照品吸光度：(1)_____ (2)_____ 平均_____

供试品吸光度：(1)_____ (2)_____ (3)_____ (4)_____

(5)_____ (6)_____ (7)_____ (8)_____ (9)_____ (10)_____

4. 计算：

每片以标示量为 100 的硫酸阿托品的相对含量 X_i。

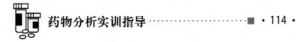

计算公式：

$$含量占标示量的百分比（\%）=\frac{\dfrac{A_x}{A_R}\times c_R\times D\times V}{标示量}\times 100\%$$

(1)

(2)

(3)

(4)

(5)

(6)

(7)

(8)

(9)

(10)

平均值$(\overline{X})=$

$$S=\sqrt{\frac{\sum(X_i-\overline{X})^2}{n-1}}=$$

标示量与均值之差的绝对值 $A=|100-\overline{X}|$

$A+1.80S=$

检验结果判定：□符合规定   □不符合规定

检验人：   复核人：

二、硫酸阿托品的崩解时限检查

检品编号：_____ 检品名称：_____ 批号：_____ 规格：_____

温度：_____ 介质：_____ 检验日期：_____

仪器名称： 型号： 编号：

取本品 6 片照崩解时限检查法检查。

序号		崩解时间	判定（合格者√）
初试	1		
	2		
	3		
	4		
	5		
	6		
复试	1		
	2		
	3		
	4		
	5		
	6		

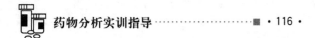

各片在 15 min 内均应全部崩解,如有一片不能全部崩解,应另取 6 片,同法复试,均应符合规定。

检验结果判定:□符合规定　　　　　□不符合规定

检验人:　　　　　　　　复核人:

实训二十三　装量差异的检查,可见异物的检查,粒度、溶化性、融变时限的检查记录单

一、注射用头孢唑林钠的装量差异检查

《中国药典(2010年版)》规定的装量差异限度

平均装量	装量差异限度
0.05 g 及 0.05 g 以下	±15%
0.05 g 以上至 0.15 g	±10%
0.15 g 以上至 0.50 g	±7%
0.50 g 以上	±5%

检品编号:_____　检品名称:_____　批号:_____　规格:_____

室温:_____　湿度:_____　检验日期:_____

天平型号:_____　感量:_____　编号:_____

样品编号	供试品重	瓶重	内容物重	装量差异
(1)	_____	_____	_____	_____
(2)	_____	_____	_____	_____
(3)	_____	_____	_____	_____
(4)	_____	_____	_____	_____
(5)	_____	_____	_____	_____
平均装量	_____			

判断标准:

每瓶装量与平均装量相比较,应符合规定;如有一瓶不符合规定,应另取10瓶复试,应符合规定。

检验结果判定:□符合规定　　　　　□不符合规定

检验人:_____　　　　复核人:_____

二、醋酸氢化可的松滴眼液的可见异物的检查

检品编号:_____　检品名称:_____　批号:_____　规格:_____

室温：_____　　湿度：_____　　检验日期：_____

仪器型号：_____　　编号：_____

操作过程：取醋酸氢化可的松滴眼液 20 支，除去容器标签，擦净容器外壁，必要时将药液转移至洁净透明的适宜容器内；调节光照度为 4000 lx。照灯检法检查。

检查结果：

检验结果判定：□符合规定　　　　　　□不符合规定

检验人：　　　　　　　　　　　　复核人：

三、板蓝根颗粒的粒度检查

《中国药典(2010 年版)》规定粒度不得超过 15.0%。

检品编号：_____　　检品名称：_____　　批号：_____　　规格：_____

室温：_____　　湿度：_____　　检验日期：_____

天平型号：_____　　感量：_____　　编号：_____

操作过程：取板蓝根颗粒 30 g，称定重量 m_1 _____ g，至药筛(一号筛、五号筛、底盘依次重叠)内过筛，将筛保持水平状态，左右往返，边筛边轻叩 3 min。用小毛刷扫下不能通过一号筛的颗粒和底盘上的粉末，称定重量 m_2 _____ g。

计算公式：

$$粒度 = \frac{m_2}{m_1} \times 100\%$$

计算结果：粒度＝

检验结果判定：□符合规定　　　　　　□不符合规定

检验人：　　　　　　　　　　　　复核人：

四、板蓝根颗粒的溶化性检查

检品编号：_____　　检品名称：_____　　批号：_____　　规格：_____

检验日期：_____

取本品一袋，加热水 200 mL，搅拌 5 min，立即观察_____。

检验结果判定：□符合规定　　　　　　□不符合规定

检验人：　　　　　　　　　　　　复核人：

五、阿司匹林栓剂的融变时限检查

检品编号：_____　　检品名称：_____　　批号：_____　　规格：_____

室温：_____　　湿度：_____　　检验日期：_____

仪器型号：_____　　编号：_____

操作过程:阿司匹林栓剂 3 粒,在室温放置 1 h 后,照融变时限检查法,检查。

序号		融变时限	判定(合格者√)
初试	1		
	2		
	3		
复试	1		
	2		
	3		

判断标准:3 粒均应在 30 min 内全部融化、软化或触压时无硬心;如有一粒不符合要求,另取 3 粒复试,复试的 3 粒符合要求,也视为合格。

检验结果判定:□符合规定   □不符合规定

检验人: 复核人:

实训二十四　盐酸氯丙嗪注射液的质量检查记录单

品名	盐酸氯丙嗪注射液	批号	
样品编号		规格	
检验项目		取样量	
取样日期		检验完成日期	
检验依据			

【性状】

检验日期：

本品为_____。

检验结果判定:□符合规定　　　　□不符合规定

【鉴别】

(1) 取本品_____ mL(约相当于盐酸氯丙嗪 10 mg)，加水 1 mL 溶解后，加硝酸 5 滴即显_____，渐变为_____。

检验结果判定:□符合规定　　　　□不符合规定

(2) 取本品_____ mL,加盐酸溶液(9→1000)制成 1 mL 含 5 μg 的溶液，照紫外-可见分光光度法测定,在_____ nm 与_____ nm 的波长处有最大吸收,在_____ nm 波长处吸光度约为_____。

检验结果判定:□符合规定　　　　□不符合规定

【检查】

检验日期:_____室温:_____湿度:_____

仪器名称:_____型号:_____编号:_____

(1) pH_1＝　　　pH_2＝　　　$pH_{平均}$＝

检验结果判定:□符合规定　　　　□不符合规定

(2) 有关物质

检验日期:_____室温:_____湿度:_____

仪器名称:_____型号:_____编号:_____

天平型号:_____感量:_____编号:_____

操作方法:

色谱条件:辛烷基硅烷键合硅胶为填充剂。

流动相:乙腈-0.5％三氯乙酸(用四甲基乙二胺调节 pH 值至 5.3)(50∶50)。

检测波长:254 nm。

流速:_____ mL/min。

溶液的制备:

供试品溶液:精密量取本品 _____ mL,用流动相稀释成 1 mL 中含盐酸氯丙嗪 0.4 mg的溶液。

对照溶液:精密量取供试品溶液 _____ mL,用流动相定量稀释制成 1 mL 中含2 μg 的溶液。

测定:精密量取对照溶液 10 μL,注入液相色谱仪,调节检测灵敏度,使主成分色谱峰的峰高约为满量程的 20％。精密量取供试品溶液和对照溶液各 10 μL,分别注入液相色谱仪,记录色谱图至主成分峰保留时间的 4 倍。供试品溶液的色谱图中如有杂质峰,大于对照溶液主峰面积(0.5％)且小于对照溶液主峰面积 10 倍(5％)的杂质峰不得多于 1 个。其他单个杂质峰面积均不得大于对照溶液主峰面积(0.5％)。

供试品溶液的杂质峰面积分别为 _____。

对照溶液的主峰面积为 _____。

检验结果判定:□符合规定   □不符合规定

(3) 装量

检验日期:_____室温:_____湿度:_____

取供试品 5 支,将内容物分别用相应体积的干燥注射器及注射针头抽尽,然后注入经标化的量入式量筒内,在室温下检视。每支的装量均不_____其标示量。

检验结果判定:□符合规定   □不符合规定

(4) 可见异物

检验日期:_____室温:_____湿度:_____

仪器型号: 编号:

取供试品 20 支,调节光照度为 1000～1500 lx,照灯检法检查。

检查结果:

检验结果判定:□符合规定   □不符合规定

【含量测定】

检验日期:_____室温:_____湿度:_____

检验目的:□鉴别   □检查   □含量测定

检测仪器型号: 编号: 溶剂:

选用波长: 空白比色皿吸收: 比色皿配对情况:

天平型号: 感量: mg

供试液制备:精密量取本品适量(约相当于盐酸氯丙嗪 50 mg),置 200 mL 容量瓶中,加盐酸溶液(9→1000)至刻度,摇匀;精密量取 2 mL,置 100 mL 容量瓶中,加盐酸溶液(9→1000)至刻度,摇匀。

检验数据 $$取样量(mL) = \frac{主药规定量}{标示量(g/mL \ 或 \ mg/mL)}$$

取样量 $V_{取}=$ 　　　　　　取样量 $V_{取}=$

$A_1=$ 　　　　　　$A_2=$

计算公式:含量占标示量的百分比(%)$=\dfrac{\dfrac{A}{E_{1cm}^{1\%}}\times\dfrac{1}{100}\times V\times D\times V_{装}}{V_{取}\times S}\times100\%$

计算结果:

(1)

(2)

平均值为

《中国药典(2010年版)》规定:本品含盐酸氯丙嗪应为标示量的 95.0%～105.0%。

检验结果判定:□符合规定 　　　　　　□不符合规定

检验者: 　　　　　　核对者:

实训二十五 头孢氨苄颗粒的质量检查记录单

品名	头孢氨苄颗粒	批号	
样品编号		规格	
检验项目		取样量	
取样日期		检验完成日期	
检验依据			

【性状】

检验日期：

本品为＿＿＿＿＿＿＿＿＿＿＿＿＿＿＿＿＿＿＿＿＿＿＿＿＿＿＿＿＿＿＿＿＿＿＿＿＿＿＿。

检验结果判定：□符合规定　　　　　　　□不符合规定

【鉴别】

在头孢氨苄含量测定项下记录的色谱图中，供试品主峰的保留时间与相应的对照品主峰的保留时间＿＿＿＿＿＿＿＿＿＿＿＿＿＿＿＿＿＿＿＿＿＿＿＿＿＿＿＿＿＿＿＿＿＿＿。

检验结果判定：□符合规定　　　　　　　□不符合规定

【检查】

（1）酸度

检验日期：＿＿＿＿＿＿＿＿＿　室温：＿＿＿＿＿＿＿＿＿　湿度：＿＿＿＿＿＿＿＿＿

仪器名称：　　　　　　型号：　　　　　　编号：

取本品＿＿＿＿＿＿mg，加水制成 1 mL 含头孢氨苄 25 mg 的均匀混悬液，依法测定。

测定结果：$pH_1=$　　　　　$pH_2=$　　　　　$pH_{平均}=$

检验结果判定：□符合规定　　　　　　　□不符合规定

（2）水分

取本品，照费休氏水分测定法测定，含水分不得过 2.0%。

检验日期：＿＿＿＿＿＿＿＿＿　室温：＿＿＿＿＿＿＿＿＿　湿度：＿＿＿＿＿＿＿＿＿

仪器名称：　　　　　　型号：　　　　　　编号：

分析天平：　　　　　　型号：　　　　　　编号：　　　　感量：　　　mg

双纯化水的重量 W_1	1	2	3
费休试液消耗体积 V_1	1	2	3
空白试验 $V_{空白1}$	1	2	
空白平均值 B_1			
F 值	1	2	3
F 值的平均值			
头孢氨苄颗粒的重量 W_2	1	2	3
费休试液消耗的体积 V_2	1	2	3
空白试验 $V_{空白2}$	1	2	
空白平均值 B_2			
含水量(%)			
含水量的平均值			
结论			

检验结果判定:□符合规定　　　　　　　□不符合规定

计算公式:

根据双纯化水计算 F 的值　　　　$F=\dfrac{W_1}{V_1-B_1}$

计算含水量　　　　供试品中水分含量 $=\dfrac{(V_2-B_2)F}{W_2}\times100\%$

(3) 粒度

《中国药典(2010 年版)》规定粒度不得过 15.0%。

检验日期:_____　室温:_____　湿度:_____

天平型号:_____　感量:_____ mg　编号:_____

操作过程:取头孢氨苄颗粒 30 g,称定重量 m_1 _____ g,至药筛(一号筛、五号筛、底盘依次重叠)内过筛,将筛保持水平状态,左右往返,边筛边轻叩 3 min。用小毛刷扫下不能通过一号筛的颗粒和底盘上的粉末,称定重量 m_2 _____ g。

计算公式：

$$粒度 = \frac{m_2}{m_1} \times 100\%$$

计算结果：粒度＝

检验结果判定：□符合规定　　　　　　□不符合规定

（4）溶化性

检验日期：＿＿＿＿＿＿＿＿＿＿＿＿＿＿＿＿＿＿＿＿＿＿＿＿＿＿＿。

取供试品 10 g，加热水 200 mL，搅拌 5 min，立即观察＿＿＿＿＿＿＿＿＿＿＿＿。

检验结果判定：□符合规定　　　　　　□不符合规定

（5）装量差异

装量差异限度应为标示量的 90%～110%。

检验日期：＿＿＿＿＿＿＿＿　室温：＿＿＿＿＿＿＿＿　湿度：＿＿＿＿＿＿＿＿

天平型号：　　　　　　　　感量：　　　　　　　　编号：

样品编号	供试品重	铝塑袋重	装量差异
（1）	＿＿＿＿＿	＿＿＿＿＿	＿＿＿＿＿
（2）	＿＿＿＿＿	＿＿＿＿＿	＿＿＿＿＿
（3）	＿＿＿＿＿	＿＿＿＿＿	＿＿＿＿＿
（4）	＿＿＿＿＿	＿＿＿＿＿	＿＿＿＿＿
（5）	＿＿＿＿＿	＿＿＿＿＿	＿＿＿＿＿
（6）	＿＿＿＿＿	＿＿＿＿＿	＿＿＿＿＿
（7）	＿＿＿＿＿	＿＿＿＿＿	＿＿＿＿＿
（8）	＿＿＿＿＿	＿＿＿＿＿	＿＿＿＿＿
（9）	＿＿＿＿＿	＿＿＿＿＿	＿＿＿＿＿
（10）	＿＿＿＿＿	＿＿＿＿＿	＿＿＿＿＿
平均装量	＿＿＿＿＿		

判断标准：

超出装量差异限度的不得多于 2 袋，并不得有 1 袋超出限度 1 倍。

检验结果判定：□符合规定　　　　　　□不符合规定

【含量测定】

应为标示量的 90.0%～110.0%。

检验日期：＿＿＿＿＿＿＿＿　室温：＿＿＿＿＿＿＿＿　湿度：＿＿＿＿＿＿＿＿

仪器名称：　　　　　　　　型号：　　　　　　　　编号：

天平型号：　　　　　　　　感量：　　　　　　　　编号：

（一）色谱条件

填充剂：十八烷基硅烷键合硅胶。

流动相：水-甲醇-3.86%醋酸钠溶液-4%醋酸溶液（74∶24∶15∶3）。

检测波长：254 nm。

流速：＿＿＿＿＿＿＿ mL/min。

（二）溶液的制备

对照品溶液:取头孢氨苄对照品约 50 mg,精密称定_____g,置 50 mL 容量瓶中,加流动相溶解并稀释至刻度,摇匀,精密量取 10 mL,置 50 mL 容量瓶中,用流动相稀释至刻度,摇匀。

供试品溶液:取装量差异项下的内容物,混合均匀,精密称取_____g(约相当于头孢氨苄 0.1 g),置 100 mL 容量瓶中,加流动相适量,充分振摇,使头孢氨苄溶解,再加流动相稀释至刻度,摇匀,滤过,精密量取续滤液 10 mL,置 50 mL 容量瓶中,用流动相稀释至刻度,摇匀。

（三）测 定 法

1. 系统适用性试验:取供试品溶液 20 μL 注入液相色谱仪,调节流速,记录色谱图。头孢氨苄峰与相邻杂质峰的分离度要符合要求。

R=_____

2. RSD 的计算:精密量取对照品溶液 10 μL 注入液相色谱仪,按头孢氨苄峰面积计算

对照品峰面积 $A_{对}$(1)_____(2)_____(3)_____

(4)_____(5)_____RSD:_____

3. 精密量取供试品溶液 10 μL 注入液相色谱仪,记录色谱图;按外标法以峰面积计算,即得。

头孢氨苄的面积 $A_{供}$(1)_____(2)_____

计算公式:

$$含量占标示量的百分比(\%)=\frac{A_{供}\times c_{对}\times D\times V\times m_{装}}{A_{对}\times m_{供}\times 标示量}\times 100\%$$

$$取样量=(1\pm10\%)\times 主药规定量\times\frac{平均装量}{每瓶标示量}$$

计算结果:

(1)

(2)

平均值＝

检验结果判定:□符合规定   □不符合规定

检验者: 核对者:

实训二十六　复方丹参片的质量检查记录单

品名	复方丹参片	批号	
样品编号		规格	
检验项目		取样量	
取样日期		检验完成日期	
检验依据			

【性状】

检验日期：

本品为_____。

检验结果判定：□符合规定　　　　　　　□不符合规定

【鉴别】

取本品 5 片，除去包衣，研细，加乙醚 10 mL，超声处理 5 min，过滤，药渣备用，滤液挥干，残渣加乙酸乙酯 2 mL 使溶解，作为供试品溶液。

丹参酮 II_A 对照品_____ g、冰片对照品_____ g，分别加乙酸乙酯制成 1 mL 含 0.5 mg 的溶液，作为对照品溶液。

照薄层色谱法试验，吸取上述三种溶液各 4 μL，分别点于同一硅胶 G 薄层板上，以苯-乙酸乙酯（19∶1）为展开剂，展开，取出，晾干。供试品色谱中，在与丹参酮 II_A 对照品相应的位置上，显相同颜色的斑点；喷以 1% 香草醛硫酸溶液，在 110 ℃加热数分钟，在与冰片对照品色谱相应的位置上显相同颜色的斑点。

检验结果_____

检验结果判定：□符合规定　　　　　　　□不符合规定

取备用药渣，加甲醇 25 mL，加热回流 15 min，放冷，过滤，滤液蒸干，残渣加水 25 mL，微热使溶解，用水饱和的正丁醇 25 mL 振摇提取，取正丁醇提取液，用氨试液 25 mL 洗涤，再用正丁醇的饱和水洗涤 2 次，每次 25 mL，正丁醇液浓缩至干，残渣加甲醇 1 mL 使溶解，作为供试品溶液。

取三七对照药材 0.5 g，同法制成对照药材溶液。再取三七皂苷 R_1 对照品_____ g

及人参皂苷 Rb₁ 对照品 _____ g、人参皂苷 Rg₁ _____ g，分别加甲醇制成 1 mL 含 1 mg的溶液，作为对照品溶液。

照薄层色谱法试验，吸取上述五种溶液各 1 μL，分别点于同一硅胶 G 薄层板上，以三氯甲烷-甲醇-水(13∶7∶2)10 ℃以下放置分层的下层溶液为展开剂，展开，取出，晾干，喷以硫酸乙醇溶液(1→10)，在 110 ℃加热至斑点显色清晰。供试品色谱中，在与对照药材色谱和对照品色谱相应的位置上，显相同颜色的斑点。

检验结果 _____

检验结果判定：□符合规定　　　　□不符合规定

【检查】

重量差异限度应为标示量的 92.5％～107.5％。

检验日期：_____室温：_____湿度：_____

天平型号：_____感量：_____编号：_____

空扁形称量瓶重：_____

样品编号	供试品和称量瓶重	供试品重	重量差异
(1)	_____	_____	_____
(2)	_____	_____	_____
(3)	_____	_____	_____
(4)	_____	_____	_____
(5)	_____	_____	_____
(6)	_____	_____	_____
(7)	_____	_____	_____
(8)	_____	_____	_____
(9)	_____	_____	_____
(10)	_____	_____	_____
(11)	_____	_____	_____
(12)	_____	_____	_____
(13)	_____	_____	_____
(14)	_____	_____	_____
(15)	_____	_____	_____
(16)	_____	_____	_____
(17)	_____	_____	_____
(18)	_____	_____	_____
(19)	_____	_____	_____
(20)	_____	_____	_____
平均片重	_____		

判断标准：

超出重量差异限度的不得多于 2 片，并不得有一片超出限度的 1 倍。

检验结果判定：□符合规定　　　　　　　　□不符合规定

崩解时限的检查

检验日期：_____温度：_____介质：_____

仪器名称：　　　　　　　型号：　　　　　　编号：

取本品 6 片照崩解时限检查法检查。

序号		崩解时间	判定（合格者√）
初试	1		
	2		
	3		
	4		
	5		
	6		
复试	1		
	2		
	3		
	4		
	5		
	6		

各片在 1 h 内均应全部崩解,如有一片不能全部崩解,应另取 6 片,同法复试,均应符合规定。

检验结果判定:□符合规定　　　　　　　□不符合规定

【含量测定】

（一）丹参酮Ⅱ$_A$

本品每片含丹参以丹参酮Ⅱ$_A$（$C_{19}H_{18}O_3$）计,不得少于 0.20 mg。

检验日期:_____　室温:_____　湿度:_____

仪器名称:　　　　　型号:　　　　　编号:

天平型号:　　　　　感量:　　　　　编号:

1. 色谱条件

填充剂:十八烷基硅烷键合硅胶。

流动相:甲醇-水（73:27）。

检测波长:270 nm。

流速:_____ mL/min。

2. 溶液的制备

对照品溶液:取丹参酮Ⅱ$_A$对照片适量,精密称定_____ mg,置棕色量瓶中,加甲醇制成每 1 mL 含 40 μg 的溶液,即得。

供试品溶液:取本品 10 片,糖衣片除去包衣,精密称定_____ g,研细,取约 1 g,精密称定_____ g,置具塞棕色瓶中,精密加入甲醇 25 mL,密塞,称定重量,超声处理（功率 250W,频率 33 kHz）15 min,放冷,再称定重量,用甲醇补足减失的重量,摇匀,过滤,取续滤液,置棕色瓶中,即得。

3. 测定法

（1）系统适用性试验:取对照品溶液 10 μL 注入液相色谱仪,调节流速,记录色谱图。理论板数按丹参酮Ⅱ$_A$峰计算不低于 2000。

$N=$_____

（2）RSD 的计算:精密量取对照品溶液 10 μL 注入液相色谱仪,按头孢氨苄峰面积计算,即得。

对照品峰面积 $A_{对}$:①_____ ②_____ ③_____ ④_____ ⑤_____

RSD:_____

（3）精密量取供试品溶液 10 μL 注入液相色谱仪,记录色谱图;按外标法以峰面积计算,即得。

供试品中丹参酮的峰面积 $A_{供}$①_____ ②_____

计算公式:

$$含量占标示量的百分比 = \frac{A_{供} \times c_{对} \times D \times V \times m_{装}}{A_{对} \times m_{供} \times 标示量} \times 100\%$$

$$取样量＝(1\pm10\%)\times主药规定量\times\frac{平均片重}{标示量}$$

计算结果：

①

②

平均值＝

检验结果判定:□符合规定　　　　　□不符合规定

（二）丹酚酸 B

本品每片含丹参以丹酚酸 B($C_{36}H_{30}O_{18}$)计,不得少于 5.0 mg。

检验日期:_____室温:_____湿度:_____

仪器名称:　　型号:　　编号:

天平型号:　　感量:　　编号:

1. 色谱条件

填充剂:十八烷基硅烷键合硅胶。

流动相:甲醇-乙腈-甲酸-水(30∶10∶1∶59)。

检测波长:286 nm。

流速:_____ mL/min。

2. 溶液的制备

对照品溶液:取丹酚酸 B 对照片适量,精密称定_____ mg,置容量瓶中,加甲醇制成每 1 mL 含 60 μg 的溶液,即得。

供试品溶液:取本品 10 片,糖衣片除去包衣,精密称定_____ g,研细,取约 0.15 g,精密称定_____ g,置 50 mL 容量瓶中,加水适量,超声处理(功率 300W,频率 50 kHz)30 min,放冷,加水至刻度,摇匀,过滤,精密量取续滤液 1 mL,置 25 mL 容量瓶中,加水至刻度,摇匀,离心,取上清液,即得。

3. 测定法

(1) 系统适应性试验:取对照品溶液 10 μL 注入液相色谱仪,调节流速,记录色谱图。理论板数按丹酚酸 B 峰计算不低于 4000。

N＝_____

(2) RSD 的计算:精密量取对照品溶液 10 μL 注入液相色谱仪,按头孢氨苄峰面积计算,即得。

对照品峰面积 $A_{对}$:①_____　②_____　③_____　④_____　⑤_____

RSD:_____

(3) 精密量取供试品溶液 10 μL 注入液相色谱仪,记录色谱图;按外标法以峰面积计算,即得。

供试品中丹酚酸 B 的峰面积 $A_{供}$:①_____　②_____

计算公式：

$$含量占标示量的百分比(\%) = \frac{A_{供} \times c_{对} \times D \times V \times m_{装}}{A_{对} \times m_{供} \times 标示量} \times 100\%$$

$$取样量 = (1 \pm 10\%) \times 主药规定量 \times \frac{平均片重}{标示量}$$

计算结果：

①

②

平均值为

检验结果判定：□符合规定　　　　　　□不符合规定

检验者：　　　　　　　　　　核对者：

附录二 药品检验报告样表

药品检验报告(样表)

报告书编号：　　　　　样品编号：

样品名称		规　格	
批　　号		剂　型	
生产单位或产地		包装	
供样单位		有效期至	
检验目的		签封数量	
检验项目		收检日期	
样品数量		报告日期	
检验依据			

检验项目　　　　　　　标准规定　　　　　　　检验结果

【性状】

【物理常数测定】

【鉴别】

【检查】

【含量测定】

检验结论		
技术负责人		签发日期	

附录三 常见试液、缓冲溶液、指示液的配制方法

二氯靛酚钠试液　取 2,6-二氯靛酚钠 0.1 g,加水 100 mL 使溶解后,滤过,即得。

三氯化铁试液　取三氯化铁 9 g,加水溶解使成 100 mL,即得。

亚铁氰化钾试液　取亚铁氰化钾 1 g,加水 10 mL 使溶解,即得。本液应临用新制。

亚硝酸钠试液　取亚硝酸钠 1 g,加水使成 100 mL,即得。

草酸铵试液　取草酸铵 3.5 g,加水使成 100 mL,即得。

氢氧化钠试液　取氢氧化钠 4.3 g,加水使溶解成 100 mL,即得。

铁氰化钾试液　取铁氰化钾 1 g,加水 10 mL 使溶解,即得。本液应临用新制。

氨试液　取浓氨溶液 400 mL,加水使成 1000 mL,即得。

硝酸银试液　可取用硝酸银滴定液(0.1 mol/L)。

硫代乙酰胺试液　称取硫代乙酰胺 4 g,加水使溶解成 100 mL,置冰箱中保存。临用前取混合液(由 1 mol/L 氢氧化钠溶液 15 mL、水 5.0 mL、甘油 20 mL 组成)5.0 mL,加上述硫代乙酰胺溶液 1.0 mL,置水浴上加热 20 s,冷却,立即使用。

硫酸钾试液　取硫酸钾 1 g,加水使溶解成 100 mL,即得。

硫酸铜试液　取硫酸铜 12.5 g,加水使溶解成 100 mL,即得。

氯化亚锡试液　取氯化亚锡 1.5 g,加水 10 mL 与少量盐酸使溶解,即得。本液应临用前新制。

稀盐酸　取盐酸 234 mL,加水稀释至 1000 mL,即得。

稀硫酸　取硫酸 57 mL,加水稀释至 1000 mL,即得。

稀硝酸　取硝酸 105 mL,加水稀释至 1000 mL,即得。

稀醋酸　取冰醋酸 60 mL,加水稀释至 1000 mL,即得。

碘试液　可取碘滴定液(0.05 mol/L)。

碘化钾试液　取碘化钾 16.5 g,加水使溶解成 100 mL,即得。本液应临用前新制。

溴试液　取溴 2~3 mL,置用凡士林涂塞的玻璃瓶中,加水 100 mL,振摇使成饱和溶液,即得。本液应置暗处保存。

溴化钾溴试液　取溴 30 g 与溴化钾 30 g,加水使溶解成 100 mL,即得。

溴化氰试液　取溴试液适量,滴加 0.1 mol/L 的硫氰酸铵溶液至溶液变为无色,即得。本液应临用前新制,有毒。

碱性酒石酸铜溶液　(1)取硫酸铜结晶 6.93 g,加水使溶解成 100 mL。

(2)取酒石酸钾钠结晶 34.6 g 与氢氧化钠 10 g,加水使溶解成 100 mL。用时将两液等量混合,即得。

碱性 β-萘酚试液　取 β-萘酚 0.25 g,加氢氧化钠溶液(1→10)10 mL 使溶解,即得。本液应临用新制。

碳酸钠试液　取一水碳酸钠 12.5 g 或无水碳酸钠 10.5 g,加水使溶解成 100 mL,即得。

标准氯化钠溶液　称取氯化钠 0.165 g,置 1000 mL 容量瓶中,加水适量使其溶解并稀释至刻度,摇匀,作为贮备液。临用前,精密量取贮备液 10 mL,置 100 mL 容量瓶中,加水稀释至刻度,摇匀,即得(1 mL 相当于 10 μg 的 Cl^-)。

标准硫酸钾溶液　称取硫酸钾 0.181 g,置 1000 mL 容量瓶中,加水适量使溶解并稀释至刻度,摇匀,即得(1 mL 相当于 100 μg 的 SO_4^{2-})。

标准铁溶液　称取硫酸铁铵 0.863 g,置 1000 mL 容量瓶中,加水适量使溶解后,加硫酸 2.5 mL,用水稀释至刻度,摇匀,作为贮备液。临用前,精密量取贮备液 10 mL,置 100 mL 容量瓶中,加水稀释至刻度,摇匀,即得(1 mL 相当于 10 μg 的 Fe)。

标准铅贮备溶液:精密称取在 105 ℃ 干燥至恒重的硝酸铅 0.160 g,置 1000 mL 容量瓶中,加 5 mL 硝酸和 50 mL 蒸馏水溶解后,用水稀释至刻度,摇匀,即得。

标准铅溶液:精密量取贮备液 10 mL,置 100 mL 容量瓶中,加适量的蒸馏水稀释至刻度,摇匀,即得(1 mL 相当于 10 μg 的 Pb)。

醋酸铅试液:取醋酸铅 10 g,加新沸过的冷水溶解后,滴加醋酸使溶液澄清,再加新沸过的冷水使成 100 mL,即得。

醋酸铅棉花:取脱脂棉 1.0 g 浸入醋酸铅试液与水等容混合液 12 mL,湿透后,挤压除去过多的溶液,并使之疏松,在 100 ℃ 以下干燥,贮于玻璃塞瓶中备用。

比色用重铬酸钾液:取重铬酸钾,研细后,在 120 ℃ 干燥至恒重,精密称取 0.4000 g(分析天平),至 500 mL 容量瓶中,加纯化水稀释至刻度,摇匀,即可。

比色用硫酸铜液:取硫酸铜约 32.5 g,加适量盐酸溶液(1→40)使溶解成 500 mL,精密量取 10 mL,置碘量瓶中,加水 50 mL,醋酸 4 mL 与碘化钾 2 g,用硫代硫酸钠滴定液(0.1 mol/L)滴定,至近终点时,加淀粉指示剂 2 mL,继续滴定至蓝色消失。1 mL 硫代硫酸钠滴定液(0.1 mol/L)相当于 24.97 mg 的 $CuSO_4 \cdot 5H_2O$。根据上述测定结果,在剩余的原溶液中加入适量盐酸溶液(1→40),使 1 mL 溶液中恰含 62.4 mg 的 $CuSO_4 \cdot 5H_2O$。

比色用氯化钴液:取氯化钴约 32.5 g,加适量盐酸溶液(1→40)使溶解成 500 mL,精密量取 2 mL,至锥形瓶中,加水 200 mL,摇匀,加氨试液至溶液由浅红色转变为绿色后,加醋酸-醋酸钠缓冲溶液(pH6.0),加热至 60 ℃,再加二甲酚橙指示液 5 滴,用 EDTA 滴定液(0.05 mol/L)滴定至溶液浅黄色。1 mL EDTA 滴定液(0.05 mol/L)相当于 11.90 mg 的 $CoCl_2 \cdot 6H_2O$。根据计算结果,在剩余的原溶液中加入适量盐酸溶液(1→40),使每1 mL 溶液恰含 59.5 mg 的氯化钴。

醋酸盐缓冲溶液(pH3.5):取醋酸铵 25 g,加水 25 mL 溶解后,加 7 mol/L 盐酸溶液 38 mL,用 2 mol/L 盐酸或 5 mol/L 氨溶液准确调节 pH 值至 3.5(用 pH 计调节),用水稀释至 100 mL,即得。

荧光黄指示液　取荧光黄 0.1 g,加乙醇 100 mL 使溶解,即得。

钙紫红素指示剂　取钙紫红素 0.1 g,加无水硫酸钠 10 g,研磨均匀,即得。

结晶紫指示液　取结晶紫 0.5 g,加冰醋酸 100 mL 使溶解,即得。

酚酞指示液　取酚酞 1 g,加乙醇 100 mL 使溶解。

铬黑 T 指示剂　取铬黑 T 0.1 g,加氯化钠 10 g,研磨均匀,即得。

淀粉指示液　取可溶性淀粉 0.5 g,加水 5 mL 搅匀后,缓缓加入 100 mL 沸水中,随加随搅拌,继续煮沸 2 min,放冷,倾取上清液,即得。本液应临用新制。

氨基-2-萘酚-4 磺酸溶液　取无水亚硫酸钠 5 g,亚硫酸氢钠 94.3 g 与 1-氨基-2-萘酚-4 磺酸 0.7 g,充分混合,临用时取此混合物 1.5 g,加水 10 mL 使溶解,必要时过滤。

附录四　滴定液的配制及标定

亚硝酸钠滴定液（0.1 mol/L）

【配制】　取亚硝酸钠 7.2 g，加无水碳酸钠（Na_2CO_3）0.10 g，加水适量使成 1000 mL，摇匀。

【标定】　取在 120 ℃干燥至恒重的基准对氨基苯磺酸约 0.5 g，精密称定，加水 30 mL 与浓氨试液 3 mL，溶解后，加盐酸（1→2）20 mL，搅拌，在 30 ℃以下用本液迅速滴定，滴定时将滴定管尖端插入液面下约 2/3 处，随滴随搅拌，至近终点时，将滴定管尖端提出液面，用少量水洗涤尖端，洗液并入溶液中，继续缓慢滴定，用永停滴定法指示终点。1 mL 亚硝酸钠滴定液（0.1 mol/L）相当于 17.32 mg 的对氨基苯磺酸。根据本液的消耗量与对氨基苯磺酸的取用量，计算出本液浓度，即得。

如需用亚硝酸钠滴定液（0.05 mol/L）时，可取亚硝酸钠滴定液（0.1 mol/L）加水稀释制成，必要时标定浓度。

【贮藏】　置玻璃塞的棕色玻璃瓶中，密闭保存。

氢氧化钠滴定液（0.1 mol/L）

【配制】　取澄清的氢氧化钠饱和溶液 5.6 mL，加新煮沸过的冷水使成 1000 mL，摇匀。

【标定】　取在 105 ℃干燥至恒重的基准邻苯二甲酸氢钾约 0.6 g，精密称定。加新沸过的冷水 50 mL，振摇使其溶解，加酚酞指示液 2 滴，用本液滴定，滴定至溶液显粉红色。1 mL 氢氧化钠滴定液（0.1 mol/L）相当于 20.42 mg 的邻苯二甲酸氢钾。

如需用氢氧化钠滴定液（0.05 mol/L、0.02 mol/L 或 0.01 mol/L）时，可取氢氧化钠滴定液（0.1 mol/L）加新沸过的冷水稀释制成，必要时，可用盐酸滴定液（0.05 mol/L、0.02 mol/L 或 0.01 mol/L）标定浓度。

【贮藏】　置聚乙烯塑料瓶中，密封保存；塞中有两孔，孔内各插入玻璃管 1 支，一管与钠石灰相连，另一管供吸出本液使用。

高氯酸滴定液（0.1 mol/L）

【配制】　取无水冰醋酸（按含水量计算，1 g 水加醋酐 5.22 mL）750 mL，加入高氯酸（70%～72%）8.5 mL，摇匀，在室温下缓缓滴加醋酐 23 mL，边加边摇，加完后再振摇均匀，放冷，加无水冰醋酸适量使成 1000 mL，摇匀，放置 24 h。若所测供试品易乙酰化，则需用水分测定法（费休氏水分测定法）测定本液的含水量，再用水和醋酐调节至本液的含水量为 0.01%～0.2%。

【标定】 取在 105 ℃干燥至恒重的基准邻苯二甲酸氢钾约 0.16 g,精密称定,加无水冰醋酸 20 mL 使溶解,加结晶紫指示液 1 滴,用本品缓缓滴定至蓝色,并将滴定结果用空白试验校正。1 mL 高氯酸滴定液(0.1 mol/L)相当于 20.42 mg 的邻苯二甲酸氢钾。根据本液的消耗量与邻苯二甲酸氢钾的取用量,计算出本液浓度,即得。

【贮藏】 置棕色玻璃瓶中,密闭保存

硝酸银滴定液(0.1 mol/L)

【配制】 取硝酸银 17.5 g,加水适量使溶解成 1000 mL,摇匀。

【标定】 取在 110 ℃干燥至恒重的基准氯化钠约 0.2 g,精密称定,加水 50 mL 使溶解,再加糊精溶液(1→50)5 mL,碳酸钙 0.1 g 与荧光黄指示液 8 滴,用本品滴定至浑浊液由黄绿色变为微红色。1 mL 硝酸银滴定液(0.1 mol/L)相当于 5.844 mg 的氯化钠。根据本液的消耗量与氯化钠的取用量,计算出本液浓度,即得。

【贮藏】 置玻璃塞的棕色玻璃瓶中。

硫代硫酸钠滴定液(0.1 mol/L)

【配制】 取硫代硫酸钠 26 g 与无水碳酸钠 0.20 g,加新煮沸的冷水适量使溶解成 1000 mL,摇匀,放置一个月后过滤。

【标定】 取在 120 ℃干燥至恒重的基准重铬酸钾 0.15 g,精密称定,至碘量瓶中,加水 50 mL 使溶解,加碘化钾 2.0 g,轻轻振摇使溶解,加稀硫酸 40 mL,摇匀,密塞;在暗处放置 10 min 后,加水 250 mL 稀释,用本液滴定至近终点时,加淀粉指示液 3 mL,继续滴定至蓝色消失而呈亮绿色,并将滴定的结果用空白试验校正。1 mL 硫代硫酸钠滴定液(0.1 mol/L)相当于 4.903 g 的重铬酸钾。根据本液的消耗量与重铬酸钾的取用量,计算出本液浓度,即得。

溴滴定液(0.05 mol/L)

【配制】 取溴酸钾 3.0 g 与溴化钾 15 g,加水适量使溶解成 1000 mL,摇匀。

【标定】 精密量取本液 25 mL,至碘量瓶中,加水 100 mL 与碘化钾 2.0 g,振摇使溶解,加盐酸 5 mL,密塞,振摇,在暗处放置 5 min,用硫代硫酸钠滴定液(0.1 mol/L)滴定至近终点时,加淀粉指示液 2 mL,继续滴定至蓝色消失。根据硫代硫酸钠滴定液(0.1 mol/L)的消耗量,算出本液的浓度,即得。

【贮藏】 置玻璃塞的棕色玻璃瓶中,密闭,在凉处保存。

碘滴定液(0.05 mol/L)

【配制】 取碘 13.0 g,加碘化钾 36 g 与水 50 mL 溶解后,加盐酸 3 滴与水适量使成 1000 mL,摇匀,用垂熔玻璃滤器过滤。

【标定】 精密量取本液 25 mL,至碘量瓶中,加水 100 mL 与盐酸(9→100)1 mL,轻摇混匀,用硫代硫酸钠滴定液(0.1 mol/L)滴定至近终点时,加淀粉指示液 2 mL,继续滴定至蓝色消失。根据硫代硫酸钠滴定液(0.1 mol/L)的消耗量,算出本液的浓度,即得。

【贮藏】 置玻璃塞的棕色玻璃瓶中,密闭,在凉处保存。

附录五 实训考核标准

容量分析评分标准

项目(分值)	操作要点
准备(3)	进入试验室,应穿隔离衣,精神饱满(1分)
	核对检品卡与样品,并填写原始记录首页。选择正确容器并进行编号(2分)
称量(15)	选用适宜级别的分析天平(1分)
	检查天平水平状态和干燥剂有效状态、托盘的洁净及天平门的情况(1分)
	称量时应戴洁净的细纱手套或指套(1分)
	称量瓶或称量纸应置于天平托盘中央,不得超过天平的最大载荷;称量纸不得超出天平托盘。锥形瓶或碘量瓶不得直接放在天平盘上(0.5分)
	用药匙或折纸取样,不允许用手直接接触被称物(0.5分)
	取样药匙或折纸不得随意放在台面上,防止污染(0.5分)
	称量时,样品应迅速、准确地转移,不得洒出。平行称取 2 份(2分)
	取出的多余样品不得放回贮样器皿中,应置废物桶中(0.5分)
	称取的样品应根据下一步的操作要求,放在适宜的容器内。容器的大小应根据加入的溶剂量确定。容器应标记明确(1分)
	每次称量数据均应及时记录或粘贴在原始记录纸上(1分)
	应及时记录天平室的温度、湿度(1分)
	称样量应在规定量的 $100\% \pm 10\%$ 以内(1分)
	取放被称物,应轻拿轻放;不得把样品直接放在天平托盘上称量(1分)
	天平门应轻缓开启、随时关闭,称量时,应关闭天平门(1分)
	同一试验应在同一天平上进行称量。称量完毕,贮样器皿放回干燥器内(1分)
	天平复零,清理天平托盘及周围,并填写使用登记(1分)

续表

项目(分值)	操作要点
样品溶解(12)	根据溶剂的加入量,正确选择量具(可用 5 mL、10 mL、25 mL 的量筒,或 5 mL、10 mL、20 mL 的刻度吸管)(1分)
	量筒使用规范(见备注)(2分)
	刻度吸管(或移液管)操作规范(见备注)(5分)
	溶剂加入时应沿容器口的内壁,缓缓加入(1分)
	所用容器、溶剂均应干燥无水(1分)
	称样后或加入溶剂后注意防止样品吸潮(1分)
	整个溶解过程避免阳光直射(1分)
滴定前准备(10)	检查滴定管是否清洁、活塞处是否涂有润滑剂及活动自如(1分)
	管内注入溶液,用滤纸检查活塞处及下端是否渗漏,管壁应不挂水珠。若渗漏则按要求进行处理(2分)
	混匀瓶内滴定液,盛放滴定液的玻璃瓶应随时盖盖,防止污染或挥发(1分)
	倾倒滴定液前,右手握住瓶颈(或身),瓶签应朝向手心(1分)
	多余的滴定液不准倒回贮液瓶中(1分)
	滴定管盛装滴定液前,先用滴定液润洗 2(干)～3(湿)次,每次用量 2～3 mL(2分)
	将滴定液注入滴定管(刻度以上)时,左手应持滴定管无刻度处(1分)
	注入滴定液后,擦干滴定管外壁的溶液,赶走滴定管下端气泡(1分)
滴定过程(20)	滴定管装满滴定液后,滴定前"初读"零点,应静置约 1 min,液面读数无改变时才能确定零点(1分)
	用干净的容器壁碰下滴定管下端的液滴,立即滴定(1分)
	控制滴定速度,呈串不呈流(3分)
	滴定时,应将滴定管尖端插入瓶口内 1 cm 处(2分)
	用左手控制活塞,右手持锥形瓶或碘量瓶瓶颈,用腕部力量旋转锥形瓶或碘量瓶,使滴定液与样品溶液随时混匀,溶液不得溅出(2分)
	滴定过程连续不停顿(1分)
	锥形瓶或碘量瓶不得碰到滴定台,滴定管塞不得松动或顶出(2分)
	临近终点时,应逐滴加入或半滴半滴地加入滴定液,振摇溶液,观察终点是否显色(2分)

续表

项目(分值)	操作要点
滴定过程(20)	滴定管垂直夹在滴定架的管夹上,或用拇指、食指拿住滴定管上端无溶液处自然下垂,视线与滴定管刻度线平行,读取刻度(2分)
	读数,并及时、真实地将滴定体积记录到原始记录纸上(1分)
	按样品的实际滴定方式滴定空白(3分)
结果(30)	滴定溶液浓度校正正确(5分)
	实验结果与真值比较,≤0.1%,12分;0.1%~0.3%,10分;>0.3%,8分
	结果精密度(x),x≤0.2%,8分;0.2%<x≤0.3%,6分;0.3%<x,4分
	弃去容器中废液,冲洗干净滴定管、锥形瓶或碘量瓶、量筒等(3分)
	清洁台面(2分)
原始记录及报告书(10)	原始记录书写整齐、认真,无修改现象(3分)
	记录内容全,包括试验日期、仪器编号、实验室温湿度等(3分)
	计算过程正确、整齐,有效数字正确(2分)
	结论表述正确、完整,编写页码规范(2分)
其他(记录出现的问题)	在实验过程中,损坏玻璃仪器或其他仪器设备
	严重违反操作规程,造成重大损坏
	规定时间内未能完成实验
	在操作过程中,出现失误导致实验失败,如还未到规定的结束时间,可重新进行实验。重新实验者,其得分在失误操作步骤前的得分基础上减半
	其他不可预见的情况
得分合计	

备注:

1. 以上各项共100分。操作部分占60分,实验结果部分占30分,原始记录(包括检品卡的情况)占10分。

2. 操作过程中,根据不规范情况,扣分,扣完为止。如果严重违反操作规程,造成重大损坏,此项不得分(即扣60分);在实验过程中,出现损坏玻璃仪器或其他仪器设备等意外情况时,视严重程度扣10~60分。

3. 超过规定时间,每超过1分钟,扣1分,超过10分钟停止考试。

4. 实验结果的真值参考绝大多数同学所得结果的均值。

5. 量筒的使用：(2分)

① 一手拿量筒，拇指、食指捏住量筒上端1/3无溶液处，使量筒刻度与操作者视线在同一水平线上。(1分)

② 另一只手握住试剂瓶身，瓶签应朝向手心，准确地将试剂溶液倒入量筒内，不得倒出量筒外；倒出量筒外及时擦净。(1分)

6.刻度吸管(或移液管)的使用：(5分)

① 用右手的拇指和中指捏住刻度吸管(或移液管)的上端，将管的下口插入溶液中，插入深度要适中，不能太浅也不能太深。不得将刻度吸管直接插入试剂瓶中。(1分)

② 左手拿吸耳球缓缓吸入溶液至刻度吸管容量的1/3处左右，取出，横持刻度吸管，转动，使溶液接触到刻度线以上3 cm，润洗刻度吸管，然后将溶液从管的下口放出，应洗涤2～3次。洗涤液应放入废液瓶中。(1分)

③ 吸取溶液至刻度线以上，用右手食指按住管口，将刻度吸管提出液面，用滤纸擦干刻度吸管下端外壁的溶液，将刻度吸管垂直，下端紧贴瓶壁，操作者视线与刻度吸管的刻度线在同一水平线上，排出多余的液体。多余液体不得放回试剂瓶。(2分)

④ 将量取好的溶液放入所需的容器中，放液时保持刻度吸管直立，下端紧靠容器内壁，溶液流完后，刻度吸管管尖接触瓶壁停留15～30 s。(1分)

综合实训一　盐酸氯丙嗪注射液质量检测考核标准

项目	子项目	步骤	操作要领
准备阶段	着装		进入试验室,应穿隔离衣,精神饱满(1分)
	填写原始记录单		核对检品卡与样品,并填写原始记录首页(1分)
性状观察			仔细观察检品外观,并填写记录(1分)
鉴别	鉴别一(化学鉴别)	仪器的准备	量筒的型号(1分)
		试液的准备	正确找到所需试液的配制方法(1分);正确配制试液(1分)
		供试品的配制	正确量取供试品,溶解(1分)
		实验过程	正确使用胶头滴管,观察实验现象,记录(1分)
	鉴别二(紫外)	容量瓶的选择	容量瓶的型号(1分)
		量取试液的量	根据标准所要求的浓度及容量瓶的型号,计算出所需试液的量(1分)
		移液管的使用	移液管洗涤(洗液、自来水、纯化水)(1分)
			移液管的润洗液量正确、润洗方法正确、润洗次数不少于3次(1分)
			右手拿移液管、左手拿洗耳球,食指按住移液管(3分)
			移液管不吸空(1分)
			调刻线前擦干外壁、调刻线时移液管竖直、调刻线是否准确(2分)
			移液管竖直、靠壁、停顿约15 s,容量瓶倾斜(2分)
		试液的配制	正确配制试液(1分)

项目	子项目	步骤	操作要领
鉴别	鉴别二（紫外）	容量瓶的使用	容量瓶的正确试漏(1分)
			容量瓶的洗涤(洗液、自来水、纯化水)(1分)
			定量转移动作规范,溶液不洒落,洗涤次数不少于3次(1分)
			三分之二处水平摇动,准确稀释至刻线,摇匀动作正确,摇匀次数不小于14次。(1分)
			操作台的卫生(1分)
		紫外分光光度计的使用	仪器的预热(1分)
			比色皿的选择(石英)(1分)
			比色皿的执法(手拿糙面)(1分)
			比色皿光面的拂拭(1分)
			紫外分光光度计的操作规程(6分)
			实验结果的记录(1分)
			操作台的卫生,仪器的使用登记(1分)
检查	pH值	pH计的使用	标准溶液的配制(1分)
			电极的保养(1分)
			标准溶液的选择(1分)
			pH计的操作规程(3分)
			实验结果的记录(1分)
			操作台面的卫生(1分)
	有关物质	容量瓶的选择	容量瓶的型号(1分)
		量取试液的量	根据标准所要求的浓度及容量瓶的型号,计算出所需试液的量(1分)
		流动相的配制	正确配制流动相(1分)
		移液管的使用	同上(3分)
		容量瓶的使用	同上(2分)

续表

项目	子项目	步骤	操作要领
检查	有关物质	高效液相色谱仪的使用	仪器预热(1分)
			流动相的过滤(1分)
			流动相的脱气(1分)
			供试品的过滤(1分)
			微量取样器的使用(1分)
			高效液相色谱仪的操作规程(8分)
			实验结果的记录(1分)
			操作台面的卫生、仪器的使用登记(1分)
	装量	量筒的选择	量筒的大小应使待测体积至少占其额定体积的40%(1分)
		供试品的选择	5支,避免内容物的损失(1分)
		操作过程	用相应体积的干燥注射器及注射针头抽尽,然后注入经标化的量入式量筒内(1分)
		记录	室温下检视。每支的装量均不得少于其标示量(1分)(1分)
			台面清洁(1分)
	可见异物	供试品的选择	20支(1分)
		澄明度仪的操作规程	仪器打开、调节照度1000～1500 lx(1分)
		操作	在黑色和白色背景下(1分)
			明视距离(25 cm)(1分)
			手持供试品颈部轻轻旋转和翻转容器使药液中可能存在的可见异物悬浮(1分)
			总时限为20 s(1分)
		记录	均不得检出可见异物(1分)

项目	子项目	步骤	操作要领
含量测定		取样量的计算	根据质量标准及供试品的标示量,计算所需供试品的体积(1分)
		实验用具的准备	容量瓶的型号(200 mL、100 mL)、移液管的型号(5 mL、2 mL)(1分)
		移液管的使用	同上(3分)
		容量瓶的使用	同上(2分)
		紫外分光光度计的使用	同上(3分)
		计算	正确书写计算公式并计算(2分)
		记录	正确记录并进行数据处理(1分)
		清理	操作台清洁、仪器使用登记(1分)
检验报告		检验报告书写	根据原始记录,正确书写检验报告(6分)

综合实训二　头孢氨苄颗粒的质量检测考核标准

项目	子项目	步骤	操作要领
准备阶段	着装		进入试验室,应穿隔离衣,精神饱满(1分)
	填写原始记录单		核对检品卡与样品,并填写原始记录首页(1分)
性状观察			仔细观察检品外观,并填写记录(1分)
鉴别和含量测定		天平的使用	选用适宜级别的分析天平(1分)
			检查天平水平状态和干燥剂有效状态、托盘的洁净及天平门的情况(1分)
			称量时应戴洁净的细纱手套或指套(1分)
			称量瓶或称量纸置于天平托盘中央,不得超过天平的最大载荷;称量纸不得超出天平托盘。锥形瓶或碘量瓶不得直接放在天平盘上(1分)
			用药匙,不允许用手直接接触被称物(1分)
			取样药匙不得随意放在台面上,防止污染(1分)
			称量时,样品应迅速、准确地转移,不得洒出(1分)
			取出的多余样品不得放回贮样器皿中(1分)
			称取的样品应根据下一步的操作要求,放在适宜的容器内。容器的大小应根据加入的溶剂量确定。容器应标记明确(2分)
			每次称量数据均应及时记录(1分)
			称样量应在规定量的 $100\% \pm 10\%$ 以内(1分)
			天平门应轻缓开启、随时关闭,称量时,应关闭天平门(1分)
			天平复零,清理天平托盘及周围,并填写使用登记(1分)
		容量瓶的使用	容量瓶的正确试漏(1分)
			容量瓶的洗涤(洗液、自来水、纯化水)(1分)
			定量转移动作规范,溶液不洒落,洗涤次数不少于三次(1分)
			三分之二处水平摇动,准确稀释至刻度线,摇匀正确,摇匀次数不小于14次(1分)
			操作台的卫生(1分)

续表

项目	子项目	步骤	操作要领
鉴别和含量测定		移液管的使用	移液管洗涤(洗液、自来水、纯化水)(1分)
			移液管的润洗液用量正确,润洗方法正确,润洗次数不少于3次(1分)
			右手拿移液管,左手拿洗耳球,食指按住移液管(3分)
			移液管不吸空(1分)
			调刻线前擦干外壁、调刻线时移液管竖直、调刻线是否准确(2分)
			移液管竖直、靠壁、停顿约15 s,容量瓶倾斜(2分)
		试液的配制	正确配制试液(1分)
		高效液相色谱仪的使用	仪器预热(1分)
			流动相的过滤(1分)
			流动相的脱气(1分)
			供试品的过滤(1分)
			微量取样器的使用(1分)
			高效液相色谱仪的操作规程(8分)
			实验结果的记录(1分)
			操作台面的卫生、仪器的使用登记(1分)
检查	酸度	试药的配制	正确配制试液(1分)
		pH计的使用	标准溶液的配制(1分)
			电极的保养(1分)
			标准溶液的选择(1分)
			pH计的操作规程(3分)
			实验结果的记录(1分)
			操作台面的卫生(1分)
	水分	天平的使用	同上(8分)
		水分测定仪的使用	仪器的预热(1分)
			水分测定仪的操作规程(7分)
			实验结果的记录(1分)
			实验结果的计算(1分)
			操作台的卫生(1分)

续表

项目	子项目	步骤	操作要领
检查	粒度	天平的使用	同上(3 分)
		双筛法的操作	颗粒置于 1 号筛,下层放置 5 号筛,5 号筛下配有密合的接受容器(1 分)
			保持水平状态过筛,左右往返,边筛边拍打 3 min(1 分)
			实验结果的记录(1 分)
			实验结果的计算(1 分)
			操作台的卫生(1 分)
	溶化性		取供试品 10 g,加热水 200 mL,搅拌 5 min(1 分)
			实验结果记录(1 分)
			操作台卫生(1 分)
	装量差异	天平的使用	同上(3 分)
		清理外包装	外包装清理干净(1 分)
		实验结果	正确记录实验结果(1 分)
			正确计算实验结果(1 分)
			操作台的卫生(1 分)
检验报告			根据原始记录,正确书写检验报告(6 分)

综合实训三 复方丹参片质量检测的考核标准

项目	子项目	操作步骤	操作要领
准备阶段	着装		进入试验室,应穿隔离衣,精神饱满(1分)
	填写原始记录		核对检品卡与样品,并填写原始记录首页(1分)
性状观察			仔细观察检品外观,并填写记录(1分)
鉴别	薄层色谱	试药的配制	正确配制所用试药(3分)
		铺板	根据玻璃板的大小选择硅胶 G 和羧甲基纤维素钠(CMC-Na)的用量(2分)
			研磨充分(1分)
			铺板,均匀、厚度适当、无气泡(6分)
			晾干,活化(2分)
		点样	正确点样,斑点的大小、均匀(5分)
		展开	展开剂的配制(2分)
			薄层板的饱和(2分)
			展开(2分)
		显色	正确显色(2分)
		判断	根据斑点的位置判断并记录(2分)
		其他	操作台的卫生(1分)

续表

项目	子项目	操作步骤	操作要领
检查	重量差异	天平的使用	选用适宜级别的分析天平(1分)
			检查天平水平状态和干燥剂有效状态、托盘的洁净及天平门的情况(1分)
			称量时应戴洁净的细纱手套或指套(1分)
			称量瓶或称量纸应置于天平托盘中央,不得超过天平的最大载荷;称量纸不得超出天平托盘。锥形瓶或碘量瓶不得直接放在天平盘上(1分)
			药片放在称量瓶中(1分)
			每次称量数据均应及时记录(1分)
			天平门应轻缓开启、随时关闭,称量时,应关闭天平门(1分)
			天平复零,清理天平托盘及周围,并填写使用登记(1分)
		计算	给出计算公式(1分)
			计算(1分)
		判断	根据质量标准判断药品是否合格(1分)
	崩解时限	仪器的准备	仪器安装(1分)
		仪器的操作	崩解仪的操作规程(6分)
		记录	记录药品的崩解时限(1分)
		判断	根据质量标准判断药品是否合格(1分)
		其他	操作台及仪器的清洁(1分)

续表

项目	子项目	操作步骤	操作要领
含量测定		试药的配制	正确配制试药（3分）
		容量瓶的使用	容量瓶的正确试漏（1分）； 容量瓶的洗涤（洗液、自来水、纯化水）（1分）
			定量转移动作规范，溶液不洒落，洗涤次数不少于3次（1分）
			三分之二处水平摇动，准确稀释至刻线，摇匀动作正确，摇匀次数不小于14次（1分）
			操作台的卫生（1分）
		移液管的使用	移液管洗涤（洗液、自来水、纯化水）（1分）
			移液管的润洗液量正确，润洗方法正确，润洗次数不少于3次（1分）
			右手拿移液管，左手拿洗耳球，食指按住移液管（3分）
			移液管不吸空（1分）
			调刻线前擦干外壁，调刻线时移液管竖直，调刻线是否准确（2分）
			移液管竖直、靠壁、停顿约15 s，容量瓶倾斜（2分）
		高效液相色谱仪的使用	仪器预热（1分）
			流动相的过滤（1分）
			流动相的脱气（1分）
			供试品的过滤（1分）
			微量取样器的使用（1分）
			高效液相色谱仪的操作规程（12分）
			实验结果的记录（1分）
			操作台面的卫生、仪器的使用登记（1分）
		计算	按照外标法计算出含量（3分）
		判断	根据质量标准作出判断（1分）
检验报告		其他	根据实验结果，写出检验报告（6分）